ਐਡਵਾਂਸਡ ਨਿਊਟ੍ਰੀਸ਼ਨ ਥੈਰੇਪੀ

ਬਿਮਾਰੀਆਂ ਅਤੇ ਦਵਾਈਆਂ ਨੂੰ ਅਲਵਿਦਾ

ਡਾ. ਕਮਲਪ੍ਰੀਤ ਸਿੰਘ

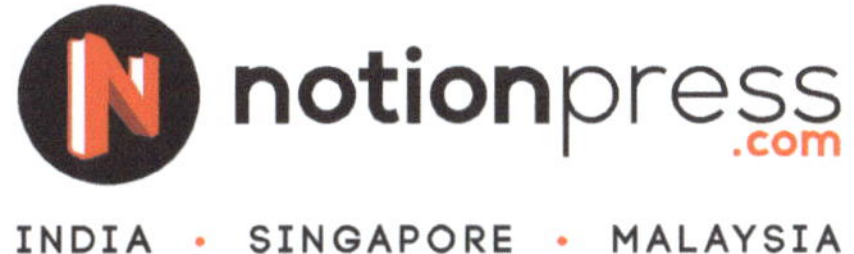

ISBN 979-8-88733-655-8

ਮੈਨੂੰ ਸਚਾਈ, ਆਜ਼ਾਦੀ ਅਤੇ ਸਿਹਤ ਦੇ ਰਸਤੇ ਤੇ ਚੱਲਣ ਲਈ

ਤਾਕਤ, ਹਿੰਮਤ, ਅਤੇ ਲਗਨ ਬਖਸ਼ਣ ਲਈ

ਪਰਮ ਪਿਤਾ ਪਰਮਾਤਮਾ ਦਾ ਤਹਿ ਦਿਲੋਂ ਧੰਨਵਾਦ

ਲੇਖਕ ਬਾਰੇ:

ਡਾ. ਕਮਲਪ੍ਰੀਤ ਸਿੰਘ ਇੱਕ ਨਿਊਟ੍ਰੀਸ਼ਨ ਥੈਰੇਪਿਸਟ ਹਨ। ਉਹ ਕੁਦਰਤੀ ਜੀਵਨਸ਼ੈਲੀ ਅਤੇ ਚੰਗਾ ਖਾਣ-ਪੀਣ ਦੀ ਸਲਾਹ ਦੇ ਕਰ ਸਾਨੂੰ ਆਪਣੀਆਂ ਗੰਭੀਰ ਬਿਮਾਰੀਆਂ ਤੋਂ ਨਿਜਾਤ ਪਾਉਣ ਲਈ ਗਿਆਨ ਸਾਂਝਾ ਕਰਦੇ ਹਨ। ਉਨ੍ਹਾਂ ਦੀ ਲੋਕਾਂ ਨੂੰ ਨਿਰੋਗ ਕਰਨ ਦੀ ਤਾਂਘ ਨੇ ਉਨ੍ਹਾਂ ਨੂੰ ਸਿਹਤ ਅਤੇ ਪੋਸ਼ਣ ਨਾਲ ਸੰਬੰਧਿਤ ਵੱਕਾਰੀ ਸੰਸਥਾਨਾਂ ਤੋਂ ਗਿਆਨ ਲੈਣ ਲਈ ਪ੍ਰੇਰਿਤ ਕੀਤਾ। ਉਨ੍ਹਾਂ ਦੀਆਂ ਵਿੱਦਿਅਕ ਯੋਗਤਾਵਾਂ ਹੇਠ ਲਿਖੇ ਅਨੁਸਾਰ ਹਨ:

- ਹਸਪਤਾਲ ਅਤੇ ਏਕੀਕ੍ਰਿਤ ਮੈਡੀਕਲ ਸਾਇੰਸ ਦੇ ਇੰਸਟੀਚਿਊਟ, ਭਾਰਤ ਵੱਲੋਂ ਇੱਕ ਸਲਾਹਕਾਰ ਪੈਰਾਮੈਡਿਕ।

- ਅਮਰੀਕਨ ਕੌਂਸਲ ਆਨ ਐਕਸਰਸਾਈਜ਼ ਅਤੇ ਲਿੰਕਨ ਯੂਨੀਵਰਸਿਟੀ ਕਾਲਜ, ਮਲੇਸ਼ੀਆ ਵੱਲੋਂ ਮਾਨਤਾ ਪ੍ਰਾਪਤ ਫਿੱਟਨੈਸ ਨਿਊਟ੍ਰੀਸ਼ਨ ਮਾਹਰ।

- ਰਿਸਰਚ ਇੰਸਟੀਚਿਊਟ ਆਫ਼ ਕਾਂਪਲੀਮੈਂਟਰੀ ਹੈੱਲਥ ਸਾਈਸਿੰਸ, ਵੀਅਤਨਾਮ ਵੱਲੋਂ ਮਾਤਨਾ ਪ੍ਰਾਪਤ ਡਾਈਬਟੀਜ਼ ਐਜੁਕੇਟਰ।

- ਸ੍ਰੀਧਰ ਯੂਨੀਵਰਸਿਟੀ, ਰਾਜਸਥਾਨ ਵੱਲੋਂ ਫਲੂ ਵਰਗੀਆਂ ਬਿਮਾਰੀਆਂ ਦਾ ਇਲਾਜ ਕਰਨ ਲਈ ਮਾਨਤਾ ਪ੍ਰਾਪਤ ਚਿਕਿਤਸਕ।

- ਇੰਟਰਨੈਸ਼ਨਲ ਡਾਇਬੀਟੀਜ਼ ਫੈਡਰੇਸ਼ਨ ਵੱਲੋਂ ਟਾਈਪ-2 ਡਾਇਬੀਟੀਜ਼ ਦੀ ਰੋਕਥਾਮ ਕਰਨ ਲਈ ਮਾਨਤਾ ਪ੍ਰਾਪਤ ਚਿਕਿਤਸਕ।

- ਇੰਡੋ-ਵੀਅਤਨਾਮ ਮੈਡੀਕਲ ਬੋਰਡ ਵੱਲੋਂ ਕੋਵਿਡ-19 ਦੇ ਮਰੀਜ਼ਾਂ ਦਾ ਇਲਾਜ ਕਰਨ ਲਈ 'ਕੋਰੋਨਾ ਯੋਧਾ" ਖਿਤਾਬ ਨਾਲ ਸਨਮਾਨਿਤ।

- ਇੰਡੋ-ਵੀਅਤਨਾਮ ਮੈਡੀਕਲ ਬੋਰਡ ਦੀ ਡਿਜੀਟਲ ਮਾਸਿਕ ਮੈਗਜ਼ਿਨ 'ਬਿਸਵਾਸ' ਦੇ ਰਾਈਟਰਜ਼ ਗਿਲਡ ਵਿੱਚ ਆਨਰੇਰੀ ਮੈਂਬਰ।

- ਇੰਡੀਆ ਬੁੱਕ ਆਫ਼ ਰਿਕਾਰਡਜ਼ ਵੱਲੋਂ ਸ਼ਾਕਾਹਾਰੀ ਭੋਜਨ ਰਾਹੀਂ ਲੋਕਾਂ ਦਾ ਗੰਭੀਰ ਬਿਮਾਰੀਆਂ ਦਾ ਇਲਾਜ ਕਰਨ ਲਈ ਰਿਕਾਰਡ ਦੇ ਨਾਲ ਸਨਮਾਨਿਤ।

- ਕੁਦਰਤੀ ਇਲਾਜ ਅਤੇ ਵਿਗਿਆਨ ਦੇ ਵਿਸ਼ੇ 'ਤੇ ਆਨਰੇਰੀ ਡਾਕਟਰੇਟ।

ਸੋਸ਼ਲ ਮੀਡੀਆ 'ਤੇ ਲੇਖਕ ਨੂੰ ਫਾਲੋ ਕਰੋ

Dr. Kamalpreet Singh

WhatsApp: +91 97184 22691

Website: https://gosatvik.ca/

Email: kamalpreetsingh@gosatvik.ca

Telegram: https://t.me/gosatvik

Twitter: https://twitter.com/gosatvik

Facebook: https://www.facebook.com/gosatvik

Instagram: https://www.instagram.com/gosatvik

YouTube: https://www.youtube.com/gosatviknow

TikTok: https://www.tiktok.com/@gosatvik

ਮੈਡੀਕਲ ਡਾਕਟਰਾਂ ਦਾ ਮੰਨਣਾ

"ਕਾਰਡੀਓਲੋਜਿਸਟ (ਦਿਲ ਦੇ ਰੋਗਾਂ ਦੇ ਡਾਕਟਰ) ਤੋਂ ਇਹ ਆਸ ਹੁੰਦੀ ਹੈ ਕਿ ਉਹ ਦਿਲ ਦੇ ਰੋਗਾਂ ਦੇ ਮਾਹਰ ਹਨ, ਜਦੋਂ ਕਿ ਉਹਨਾਂ ਨੂੰ ਦਿਲ ਦੇ ਰੋਗਾਂ ਦਾ ਇਲਾਜ ਕਰਨ ਬਾਰੇ ਕੁਝ ਵੀ ਪਤਾ ਨਹੀਂ ਹੁੰਦਾ, ਤੇ ਜਦੋਂ ਇਹ ਸੱਚ ਉਹਨਾਂ ਦੇ ਸਾਹਮਣੇ ਆਉਂਦਾ ਹੈ ਤਾਂ ਉਹ ਆਪਣਾ ਬਚਾਅ ਕਰਦੇ ਨਜ਼ਰ ਆਉਂਦੇ ਹਨ। ਉਹ ਲੱਛਣਾਂ ਦਾ ਇਲਾਜ ਕਰ ਸਕਦੇ ਹਨ, ਉਹ ਅਰੀਥਮੀਆ ਦੀ ਦੇਖਭਾਲ ਕਰ ਸਕਦੇ ਹਨ, ਉਹ ਤੁਹਾਡੇ ਵਿੱਚ ਸਟੈਂਟ ਪਾ ਸਕਦੇ ਹਨ, ਪਰ ਰੋਗ ਨੂੰ ਜੜੋਂ ਨਹੀਂ ਮੁਕਾ ਸਕਦੇ ਜਿਹੜਾ ਕਿ ਅਸਲ ਵਿੱਚ ਖੁਰਾਕ ਬਦਲਣ ਨਾਲ ਹੁੰਦਾ ਹੈ। ਉਮੀਦ ਕਰੀਏ ਕਿ ਕੋਈ ਖੁਰਾਕ ਮਾਹਿਰ ਇਨ੍ਹਾਂ ਡਾਕਟਰਾਂ ਨੂੰ ਸਿਖਲਾਈ ਦੇਵੇ।"

- ਡਾ. ਕੈਲਡਵੈਲ ਐਸਲਸਟਾਈਨ

"ਤੁਹਾਨੂੰ ਇਹ ਨਹੀਂ ਮੰਨਣਾ ਚਾਹੀਦਾ ਕਿ ਤੁਹਾਡੇ ਡਾਕਟਰ ਨੂੰ ਤੁਹਾਡੇ ਗੁਆਂਢੀਆਂ ਅਤੇ ਸਹਿਕਰਮੀਆਂ ਨਾਲੋਂ ਭੋਜਨ ਅਤੇ ਇਸ ਦੇ ਸਿਹਤ ਨਾਲ ਸਬੰਧਾਂ ਬਾਰੇ ਜ਼ਿਆਦਾ ਜਾਣਕਾਰੀ ਹੈ। ਇਹ ਇੱਕ ਅਜਿਹੀ ਸਥਿਤੀ ਹੈ ਜਿਸ ਵਿੱਚ ਪੌਸ਼ਟਿਕ ਤੌਰ 'ਤੇ ਗੈਰ-ਸਿਖਿਅਤ ਡਾਕਟਰ ਜ਼ਿਆਦਾ ਭਾਰ ਵਾਲੇ ਸ਼ੂਗਰ ਦੇ ਮਰੀਜ਼ਾਂ ਲਈ ਦੁੱਧ ਅਤੇ ਖੰਡ-ਅਧਾਰਤ ਭੋਜਨ-ਬਦਲਣ ਵਾਲੇ ਸ਼ੇਕ ਦਾ ਨੁਸਖਾ ਦਿੰਦੇ ਹਨ। ਜੋ ਮਰੀਜ਼ ਪੁੱਛਦੇ ਹਨ ਕਿ ਭਾਰ ਕਿਵੇਂ ਘੱਟ ਕਰਨਾ ਹੈ, ਉਹ ਡਾਕਟਰ ਉਹਨਾਂ ਮਰੀਜ਼ਾਂ ਲਈ ਜ਼ਿਆਦਾ ਮਾਸ ਅਤੇ ਵੱਧ ਚਰਬੀ ਵਾਲੀ ਖੁਰਾਕ ਦਾ ਨੁਸਖਾ ਦਿੰਦੇ ਹਨ। ਕਮਜ਼ੋਰ ਹੱਡੀਆਂ ਵਾਲੇ ਮਰੀਜ਼ਾਂ ਲਈ ਉਹ ਡਾਕਟਰ ਵਾਧੂ ਦੁੱਧ ਪੀਣ ਦੀ ਸਲਾਹ ਵੀ ਦਿੰਦੇ ਹਨ ਜੋ ਕਿ ਸਹੀ ਨਹੀਂ ਹੈ। । ਪੌਸ਼ਟਿਕਤਾ ਬਾਰੇ ਡਾਕਟਰਾਂ ਦੀ ਅਗਿਆਨਤਾ ਕਾਰਨ ਸਿਹਤ ਨੂੰ ਹੋਣ ਵਾਲਾ ਨੁਕਸਾਨ ਹੈਰਾਨੀਜਨਕ ਹੈ।"

- ਡਾ. ਜੋਹਨ ਮੈਕਡੌਂਗਲ

"ਇੱਕ ਸੱਚਮੁੱਚ ਚੰਗਾ ਡਾਕਟਰ ਪਹਿਲਾਂ ਬਿਮਾਰੀ ਦੇ ਕਾਰਨ ਦਾ ਪਤਾ ਲਗਾਉਂਦਾ ਹੈ, ਅਤੇ ਇਹ ਪਤਾ ਲਗਾਉਣ ਤੋਂ ਬਾਅਦ, ਉਹ ਪਹਿਲਾਂ ਇਸਨੂੰ ਭੋਜਨ ਨਾਲ ਠੀਕ ਕਰਨ ਦੀ ਕੋਸ਼ਿਸ਼ ਕਰਦਾ ਹੈ। ਜਦੋਂ ਭੋਜਨ ਰਾਹੀਂ ਇਲਾਜ ਨਾ ਹੋਵੇ ਤਾਂ ਹੀ ਅਖ਼ੀਰ ਵਿੱਚ ਦਵਾਈ ਦੀ ਸਲਾਹ ਦਿੰਦਾ ਹੈ।"

- ਸਾਨ ਸੂ-ਮੋ, ਇੱਕ ਤਾਓਵਾਦੀ ਡਾਕਟਰ

"ਅਮਰੀਕਾ ਵਿੱਚ ਸਿਹਤ ਸਿੱਖਿਆ ਬਹੁਤ ਹੱਦ ਤੱਕ ਝੂਠ ਦੇ ਮੰਦਰ ਵਿੱਚ ਬੇਕਾਰ ਦੇ ਗਿਆਨ ਦੀ ਪੂਜਾ ਹੈ। ਅਸੀਂ ਅਨਪੜ੍ਹ ਵਿਗਿਆਨਕ ਪੈਦਾ ਕਰਦੇ ਹਾਂ ਜੋ ਨਵੀਂ ਤਕਨੀਕਾਂ ਪ੍ਰਤੀ ਵਿਗਿਆਨਕ ਪਹੁੰਚ ਨਹੀਂ ਰੱਖਦੇ ਹਨ।"

- ਸਰ ਜੋਰਜ ਪਿਕਰਿੰਗ, ਐਮ.ਡੀ

"ਨੱਬੇ ਪ੍ਰਤੀਸ਼ਤ ਸਰਜਰੀ "ਸਮਾਂ, ਪੈਸਾ, ਊਰਜਾ ਅਤੇ ਜੀਵਨ ਦੀ ਬਰਬਾਦੀ" ਹੈ। ਜਿਹੜੇ ਮਰੀਜ਼ਾਂ ਨੂੰ ਸਰਜਰੀ ਦੀ ਸਲਾਹ ਦਿੱਤੀ ਗਈ ਉਹਨਾਂ ਵਿੱਚੋਂ ਬਹੁਤਾਤ ਨੂੰ ਇਸ ਦੀ ਲੋੜ ਹੀ ਨਹੀਂ ਸੀ ਅਤੇ ਉਨ੍ਹਾਂ ਵਿੱਚੋਂ ਅੱਧਿਆਂ ਨੂੰ ਕਿਸੇ ਵੀ ਡਾਕਟਰੀ ਇਲਾਜ ਦੀ ਲੋੜ ਨਹੀਂ ਸੀ। ਬਹੁਤੇ ਮੈਡੀਕਲ ਡਾਕਟਰਾਂ ਨੂੰ ਜੋ ਵੀ ਉਹਨਾਂ ਦੇ ਸਕੂਲ ਜਾਂ ਕਾਲਜ ਵਿੱਚ ਪੜ੍ਹਾਇਆ ਜਾਂਦਾ ਹੈ, ਉਹ ਉਸ ਤੇ ਕੋਈ ਸਵਾਲ ਨਹੀਂ ਚੁੱਕਦੇ। ਉਹ ਸਭ ਕੁਝ ਤਰਕ ਕੀਤੇ ਬਿਨਾਂ ਹੀ ਵਿਗਿਆਨਕ ਤੱਥ ਮੰਨ ਲੈਂਦੇ ਹਨ।"

-   ਡਾ. ਰਾਬਰਟ ਮੇਂਡਲਸਨ
ਇੱਕ ਮੈਡੀਕਲ ਹੇਰਾਟਿਕ ਦੇ ਇਕਬਾਲ ਵਿੱਚ

"95 ਤੋਂ 97 ਪ੍ਰਤੀਸ਼ਤ ਕੋਰੋਨਰੀ ਬਾਈਪਾਸ ਸਰਜਰੀਆਂ ਬੇਲੋੜੀਆਂ ਹੁੰਦੀਆਂ ਹਨ - ਭਾਵੇਂ ਕਿ ਮਰੀਜ਼ਾਂ ਨੂੰ ਆਮ ਤੌਰ 'ਤੇ ਦੱਸਿਆ ਜਾਂਦਾ ਹੈ ਕਿ ਸਰਜਰੀ ਤੋਂ ਬਿਨਾਂ ਉਹ ਮਰ ਜਾਣਗੇ। ਕੋਰੋਨਰੀ ਦਿਲ ਦੀ ਬਿਮਾਰੀ ਨੂੰ ਵੀ ਠੀਕ ਕੀਤਾ ਜਾ ਸਕਦਾ ਹੈ, ਜਿਵੇਂ ਕਿ ਨਾਥਨ ਪ੍ਰੀਟਿਕਿਨ, ਡੀਨ ਓਰਨਿਸ਼ ਅਤੇ ਹੋਰ ਮੋਢੀ ਡਾਕਟਰਾਂ ਨੇ ਸਿੱਧ ਕੀਤਾ ਹੈ।"

-   ਨੌਰਟਿਨ ਹੈਡਲਰ, ਐਮ.ਡੀ., ਪ੍ਰੋਫੈਸਰ
ਉੱਤਰੀ ਕੈਰੋਲੀਨਾ ਮੈਡੀਕਲ ਸਕੂਲ ਦੀ ਯੂਨੀਵਰਸਿਟੀ

ਫੂਡ ਇਜ਼ ਯੁਅਰ ਬੈਸਟ ਮੈਡੀਸਨ ਦੇ ਲੇਖਕ, ਹੈਨਰੀ ਬੀਲਰ, ਐਮ. ਡੀ., ਕੋਲ ਇਹ ਕਹਿਣ ਦਾ ਚੰਗਾ ਕਾਰਨ ਸੀ ਕਿ "ਇਹ ਦਵਾਈ ਦਾ ਕਾਲਾ ਯੁੱਗ ਹੈ"। ਐਲੋਪੈਥਿਕ ਚਿਕਿਤਸਾ ਪ੍ਰਨਾਲੀ ਸੌ ਸਾਲ ਤੋਂ ਘੱਟ ਪੁਰਾਣੀ ਹੈ, ਪਰ ਇਹ ਇੱਕ ਘਾਤਕ ਨੁਕਸਦਾਰ ਪ੍ਰਨਾਲੀ ਹੈ। ਜਿਸਦੇ ਨਤੀਜੇ ਵਜੋਂ ਇਹ ਬਿਮਾਰੀ ਦਾ ਇੱਕ ਵੱਡਾ ਕਾਰਨ ਬਣ ਗਈ ਹੈ। ਇਹ ਪਿਛਲੀ ਸਦੀ ਵਿੱਚ ਵਿਗਿਆਨ ਵਿੱਚ ਵੱਡੀ ਤਰੱਕੀ ਨੂੰ ਅਪਣਾਉਣ ਵਿੱਚ ਅਸਫਲ ਰਹੀ ਹੈ। ਬਹੁ-ਰਾਸ਼ਟਰੀ ਦਵਾਈਆਂ ਅਤੇ ਭੋਜਨ ਉਦਯੋਗਾਂ ਨੇ ਡਾਕਟਰੀ ਪ੍ਰਨਾਲੀ ਨੂੰ ਭ੍ਰਿਸ਼ਟ ਕਰ ਦਿੱਤਾ ਹੈ। ਉਹ ਤੁਹਾਡੀ ਸਿਹਤ ਨੂੰ ਸੁਧਾਰਨ ਨਾਲੋਂ ਆਪਣੇ ਮੁਨਾਫ਼ੇ ਨੂੰ ਜ਼ਿਆਦਾ ਮਹੱਤਵ ਦਿੰਦੇ ਹਨ।

ਮੈਂ ਇਹ ਸਫ਼ਰ ਕਿਉ ਸ਼ੁਰੂ ਕੀਤਾ?

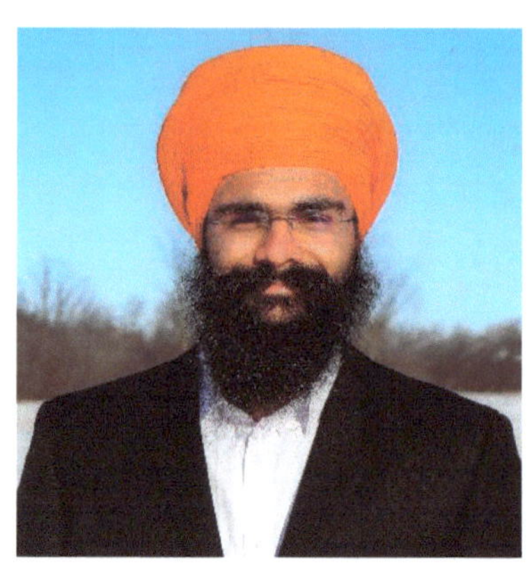

ਆਧੁਨਿਕ ਮੈਡੀਕਲ ਉਦਯੋਗ ਇੱਕ ਨੈਤਿਕ ਵਪਾਰਕ ਉਦਯੋਗ ਨਹੀਂ ਹੈ। ਜਦੋਂ ਬਿਮਾਰ ਲੋਕਾਂ ਦੀ ਗਿਣਤੀ ਵੱਧਦੀ ਹੈ ਅਤੇ ਉਨ੍ਹਾਂ ਦੀ ਦਵਾਈਆਂ ਦੀ ਵਿਕਰੀ ਵੱਧਦੀ ਹੈ ਤਾਂ ਉਹ ਜਸ਼ਨ ਮਨਾਉਂਦੇ ਹਨ। ਬਹੁਗਿਣਤੀ ਪੇਸ਼ੇਵਰ ਡਾਕਟਰਾਂ ਦਾ ਲੋਕਾਂ ਦੀ ਸਿਹਤ ਨਾਲੋਂ ਆਪਣੀ ਕਮਾਈ ਵੱਲ ਜ਼ਿਆਦਾ ਧਿਆਨ ਹੈ। ਜ਼ਿਆਦਾਤਰ ਮੈਡੀਕਲ ਸਕੂਲਾਂ ਨੂੰ ਦਵਾਈ ਕੰਪਨੀਆਂ ਨੇ ਹਾਈਜੈਕ ਕਰ ਲਿਆ ਹੈ। ਉਹ ਬਿਮਾਰੀਆਂ ਦਾ ਸਹੀ ਇਲਾਜ ਨਹੀਂ ਦੱਸਦੇ ਅਤੇ ਦਵਾਈਆਂ ਅਤੇ ਸਰਜਰੀ ਰਾਹੀਂ ਇਲਾਜ ਕਰਨ ਤੇ ਜ਼ੋਰ ਦਿੰਦੇ ਹਨ, ਜੋ ਕਿ ਰੋਗਾਂ ਦੇ ਲੱਛਣਾਂ ਨੂੰ ਦਬਾਅ ਕੇ ਰੋਗੀ ਨੂੰ ਹੋਰ ਬਿਮਾਰ ਕਰ ਦਿੰਦੇ ਹਨ। ਇਹ ਦਵਾਈਆਂ ਅਤੇ ਆਪ੍ਰੇਸ਼ਨ ਇੱਕ ਤਰ੍ਹਾਂ ਦਾ ਨਿਵੇਸ਼ ਹੁੰਦਾ ਹੈ ਜੋ ਭਵਿੱਖ ਵਿੱਚ ਹੋਰ ਗੰਭੀਰ ਬਿਮਾਰੀਆਂ ਨੂੰ ਜਨਮ ਦੇ ਕੇ ਹਸਪਤਾਲਾਂ ਅਤੇ ਦਵਾਈ ਕੰਪਨੀਆਂ ਦਾ ਭਾਰੀ ਮੁਨਾਫ਼ਾ ਕਮਾਉਣ ਦਾ ਸਾਧਨ ਬਣਦਾ ਹੈ।

ਮੈਂ ਮੈਡੀਕਲ ਘੁਟਾਲਿਆਂ ਅਤੇ ਕੁਦਰਤੀ ਇਲਾਜ ਦੇ ਤਰੀਕਿਆਂ ਬਾਰੇ ਖੋਜ ਕਰਨੀ ਸ਼ੁਰੂ ਕਰ ਦਿੱਤੀ। ਅਣਗਿਣਤ ਘੰਟਿਆਂ ਬੱਧੀ ਡਾਕਟਰੀ ਸਾਹਿਤ ਪੜ੍ਹਨ ਦੇ ਬਾਅਦ, ਦਰਜਨਾਂ ਮੈਡੀਕਲ ਪੇਸ਼ੇਵਰਾਂ ਦੀ ਇੰਟਰਵਿਊ ਕਰਨ ਦੇ ਬਾਅਦ, ਕੁਦਰਤੀ ਇਲਾਜ ਦੇ ਤਰੀਕਿਆਂ ਨਾਲ ਸੈਂਕੜੇ ਹੀ ਮਰੀਜ਼ਾਂ ਦੀ ਸ਼ੂਗਰ, ਹਾਈਪਰਟੈਨਸ਼ਨ ਅਤੇ ਥਾਇਰਾਇਡ ਵਰਗੇ ਰੋਗਾਂ ਦਾ ਇਲਾਜ ਕਰਨ ਤੋਂ ਬਾਅਦ ਆਖ਼ਰਕਾਰ ਮੈਂ ਮਨੁੱਖਤਾ ਨੂੰ ਭੋਜਨ ਵਿੱਚ ਬਦਲਾਅ ਕਰਕੇ ਇੱਕ ਸਿਹਤਮੰਦ ਅਤੇ ਖੁਸ਼ਹਾਲ ਜੀਵਨ ਜਿਉਣ ਦਾ ਗਿਆਨ ਦੇਣ ਲਈ ਹਾਜ਼ਰ ਹਾਂ।

ਇਹ ਪੁਸਤਕ ਪਾਠਕਾਂ ਨੂੰ ਮੁੱਢਲਾ ਗਿਆਨ ਦੇਣ ਲਈ ਤਿਆਰ ਕੀਤੀ ਗਈ ਹੈ, ਜਿਸ ਰਾਹੀਂ ਉਨ੍ਹਾਂ ਨੂੰ ਇਹ ਸਮਝ ਆ ਸਕੇ ਕਿ ਕੁਦਰਤੀ ਇਲਾਜ ਪ੍ਰਣਾਲੀ ਰਾਹੀਂ ਸਰੀਰ ਨੂੰ ਤੰਦਰੁਸਤ ਰੱਖਣ ਲਈ ਸਹੀ ਵਾਤਾਵਰਣ ਕਿਵੇਂ ਸਿਰਜਿਆ ਜਾ ਸਕਦਾ ਹੈ। ਗੁੰਝਲਦਾਰ ਵਿਸ਼ਿਆਂ ਨੂੰ ਸੌਖਿਆ ਕਰਨ ਲਈ ਉਦਾਹਰਣਾਂ ਦਿੱਤੀਆਂ ਗਈਆਂ ਹਨ। ਕੋਈ ਵੀ ਵਿਅਕਤੀ ਜਿਸ ਨੂੰ ਡਾਕਟਰੀ ਵਿਗਿਆਨ ਜਾਂ ਪੋਸ਼ਣ ਸਬੰਧੀ ਕੋਈ ਜਾਣਕਾਰੀ ਨਹੀਂ ਹੈ, ਉਹ ਇਨ੍ਹਾਂ ਵਿਸ਼ਿਆ ਦੀ ਸਰਲ ਵਿਆਖਿਆ ਰਾਹੀਂ ਲਾਭ ਲੈ ਸਕਦਾ ਹੈ।

ਇਹ ਕਿਤਾਬ ਪੜ੍ਹਨ ਤੋਂ ਬਾਅਦ ਤੁਸੀਂ ਸਰੀਰ ਦਾ ਸਹੀ ਭਾਰ ਬਰਕਰਾਰ ਰੱਖਣ, ਪੁਰਾਣੇ ਰੋਗਾਂ ਦਾ ਇਲਾਜ ਕਰਨ, ਹਾਨੀਕਾਰਕ ਦਵਾਈਆਂ ਤੋਂ ਛੁਟਕਾਰਾ ਪਾਉਣ ਅਤੇ ਆਪਣੇ ਦੋਸਤਾਂ, ਮਿੱਤਰਾਂ ਅਤੇ ਪਰਿਵਾਰ ਨੂੰ ਖਾਣ-ਪੀਣ ਸਬੰਧੀ ਚੰਗੀਆਂ ਆਦਤਾਂ ਸਿਖਾਉਣ ਦੇ ਯੋਗ ਹੋ ਜਾਵੋਗੇ, ਅਤੇ ਸਮਾਜ ਅਤੇ ਭਾਈਚਾਰੇ ਲਈ ਬਹੁਮੁੱਲੀ ਸੰਪਤੀ ਬਣ ਜਾਵੋਗੇ।

ਸ੍ਰੀ ਗੁਰੂ ਗ੍ਰੰਥ ਸਾਹਿਬ ਜੀ ਤੋਂ ਸਿੱਖਿਆ

"ਫਿਟੇ-ਮੂੰਹ ਅਜੇਹੇ ਜੀਉਣ ਨੂੰ ਜਿਸ ਵਿਚ ਸਿਰਫ਼ ਖਾ-ਖਾ ਕੇ ਹੀ ਢਿੱਡ ਵਧਾ ਲਿਆ ।।"
(ਅੰਗ 790)

"ਹੇ ਭਾਈ! ਮਨੁੱਖ ਦੀ ਇਹ ਕਾਂਇਆਂ ਮਾਨੋ ਇੱਕ ਘੋੜੀ ਹੈ, ਇਸ ਨੂੰ ਪਰਮਾਤਮਾ ਨੇ ਪੈਦਾ ਕੀਤਾ ਹੈ ।।" (ਅੰਗ 575)

"ਹੇ ਭਾਈ! ਮਨੁੱਖ ਦਾ ਇਹ ਸਰੀਰ 'ਹਰਿ-ਮੰਦਰ' ਹੈ ਪਰ ਇਹ ਭੇਤ ਸਤਿਗੁਰੂ ਦੀ ਬਖ਼ਸ਼ੀ ਆਤਮਕ ਜੀਵਨ ਦੀ ਕੀਮਤੀ ਸੂਝ ਰਾਹੀਂ ਖੁਲ੍ਹਦਾ ਹੈ ।।" (ਅੰਗ 1346)

ਮਨੁੱਖ ਦੇ ਤਿੰਨ ਅੰਗ ਹਨ - ਸਰੀਰ, ਮਨ ਅਤੇ ਆਤਮਾ। ਵਿਅਕਤੀ ਨੂੰ ਇਨ੍ਹਾਂ ਤਿੰਨਾਂ ਪਹਿਲੂਆਂ ਦਾ ਵਿਕਾਸ ਕਰਨਾ ਚਾਹੀਦਾ ਹੈ। ਸਰੀਰਕ ਵਿਕਾਸ ਲਈ ਉਸਨੂੰ ਆਪਣੀ ਰੋਜ਼ੀ-ਰੋਟੀ ਕਮਾਉਣੀ ਚਾਹੀਦੀ ਹੈ ਅਤੇ ਸਿਹਤ ਦੇ ਨਿਯਮਾਂ ਦੀ ਪਾਲਣਾ ਕਰਨੀ ਚਾਹੀਦੀ ਹੈ। ਮਨ ਦੇ ਵਿਕਾਸ ਲਈ ਉਸਨੂੰ ਆਪਣੇ ਆਪ ਨੂੰ ਸਿੱਖਿਅਤ ਕਰਕੇ ਆਪਣੀ ਬੁੱਧੀ ਨੂੰ ਤੀਖਣ ਕਰਨਾ ਚਾਹੀਦਾ ਹੈ ਤਾਂ ਕਿ ਉਹ ਜੀਵਨ ਅਤੇ ਕੁਦਰਤ ਦੇ ਰਹੱਸਾਂ ਨੂੰ ਸਮਝ ਸਕੇ। ਆਤਮਾ ਦੀ ਤਰੱਕੀ ਲਈ, ਉਸ ਨੂੰ ਸਖ਼ਤ ਨੈਤਿਕ ਅਨੁਸ਼ਾਸਨ ਦੀ ਪਾਲਣਾ ਕਰਨੀ ਚਾਹੀਦੀ ਹੈ।

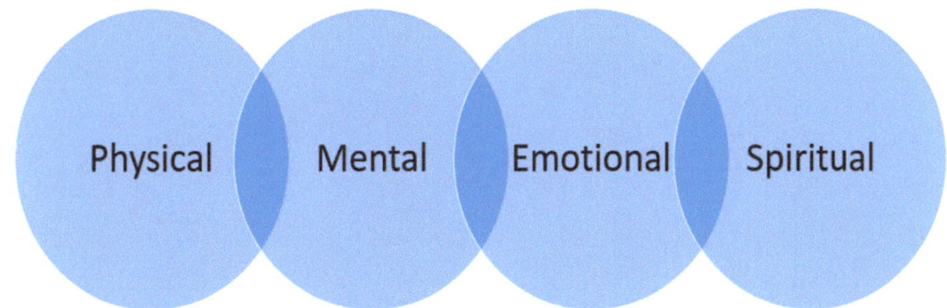

ਜਨਮ-ਮਰਨ ਦੇ ਲੰਮੇ ਗੇੜ ਤੋਂ ਬਾਅਦ ਇਹ ਮਨੁੱਖਾ ਦੇਹੀ ਪ੍ਰਾਪਤ ਹੁੰਦੀ ਹੈ। ਹੁਣ ਜਨਮ-ਮਰਨ ਦੇ ਇਸ ਗੇੜ ਤੋਂ ਮੁਕਤ ਹੋਣ ਦਾ ਸੁਨਹਿਰਾ ਸਮਾਂ ਹੈ। ਸਰੀਰ ਦੀ ਸੰਭਾਲ ਬਹੁਤ ਜ਼ਰੂਰੀ ਹੈ ਕਿਉਂਕਿ ਇਹ ਆਤਮਾ ਦਾ ਘਰ ਅਤੇ ਪਰਮਾਤਮਾ ਦਾ ਮੰਦਰ ਹੈ। ਰੱਬ ਅਤੇ ਆਤਮਾ ਮੂਲ ਰੂਪ ਵਿੱਚ ਇੱਕ ਹਨ। ਮਨੁੱਖ ਆਪਣੀ ਹਉਮੈ ਕਰਕੇ ਆਪਣੇ ਆਪ ਨੂੰ ਉਸ ਤੋਂ ਵੱਖਰਾ ਸਮਝਦਾ ਹੈ। ਜਦੋਂ ਹਉਮੈ ਦੀ ਇਹ ਕੰਧ ਟੁੱਟ ਜਾਂਦੀ ਹੈ ਤਾਂ ਮਨੁੱਖ ਨੂੰ ਪਰਮਾਤਮਾ ਨਾਲ ਆਪਣਾ ਸੰਬੰਧ ਸਮਝ ਆਉਂਦਾ ਹੈ।

ਪਰਮਾਤਮਾ ਵੱਲੋਂ ਮਨੁੱਖ ਨੂੰ ਇਹ ਹੁਕਮ ਹੈ ਕਿ ਉਹ ਸਰੀਰਕ ਰੂਪ ਵਿੱਚ ਰਹਿੰਦਿਆ ਹੋਇਆ ਪਰਮਾਤਮਾ ਦੇ ਨਾਮ ਦੀ ਯਾਦ ਵਿੱਚ ਸ਼ਾਮਿਲ ਹੋ ਕੇ ਉਸ ਦੇ ਨਿਰਆਕਾਰ ਰੂਪ ਨੂੰ ਅਨੁਭਵ ਕਰੇ ਤੇ ਇਸ ਦੇ ਨਾਲ ਹੀ ਸੱਚ ਦੇ ਮਾਰਗ ਤੇ ਚਲਦੇ ਹੋਏ ਜੀਵਨ ਬਤੀਤ ਕਰੇ। ਬਦਕਿਸਮਤੀ ਨਾਲ ਮਨੁੱਖ ਭੌਤਿਕ ਚੀਜ਼ਾਂ ਜਿਵੇਂ ਕੱਪੜੇ, ਖਾਣ-ਪਾਣ, ਗਹਿਣੇ, ਅਤੇ ਐਸ਼ੋ ਆਰਾਮ ਵਿੱਚ ਗ੍ਰਸਤ ਹੋ ਗਿਆ ਹੈ। ਉਹ ਆਤਮਾ ਦੀਆਂ ਲੋੜਾਂ ਨੂੰ ਅਣਗੌਲਿਆ ਕਰਦਾ ਹੈ। ਉਹ ਆਪਣੀ ਕੀਮਤੀ ਜ਼ਿੰਦਗੀ ਫਜ਼ੂਲ ਖਰਚੀ ਵਿੱਚ ਖ਼ਰਾਬ ਕਰ ਦਿੰਦਾ ਹੈ ਅਤੇ ਪਰਮਾਤਮਾ ਦੀ ਪ੍ਰਾਪਤੀ ਲਈ ਕੋਈ ਯਤਨ ਨਹੀਂ ਕਰਦਾ।

ਸਾਨੂੰ ਆਪਣੇ ਅਧਿਆਤਮਿਕ, ਭੌਤਿਕ ਜਾਂ ਸਮਾਜਿਕ ਟੀਚਿਆਂ ਨੂੰ ਪ੍ਰਾਪਤ ਕਰਨ ਲਈ ਆਪਣੀ ਸਿਹਤ ਦਾ ਧਿਆਨ ਰੱਖਣਾ ਬਹੁਤ ਜ਼ਰੂਰੀ ਹੈ। ਇੱਕ ਤੰਦਰੁਸਤ ਮਨ ਤੰਦਰੁਸਤ ਸਰੀਰ ਵਿੱਚ ਵਾਸ ਕਰਦਾ ਹੈ ਤੇ ਵੱਧਦਾ ਫੁੱਲਦਾ ਹੈ ਅਤੇ ਸਰੀਰ ਉਦੋਂ ਹੀ ਤੰਦਰੁਸਤ ਰਹਿੰਦਾ ਹੈ, ਜਦੋਂ ਮਨ ਚੜ੍ਹਦੀਆਂ ਕਲਾ ਵਿੱਚ ਹੁੰਦਾ ਹੈ। ਇਹ ਦੋਵੇ ਆਪਸ ਵਿੱਚ ਜੁੜੇ ਹੋਏ ਹਨ। ਮਨੁੱਖੀ ਸਰੀਰ ਅਧਿਆਤਮਿਕ ਪ੍ਰਾਪਤੀ ਲਈ ਇੱਕ ਕੀਮਤੀ ਵਾਹਨ (ਘੋੜਾ) ਹੈ। ਇਸ ਬੇਸ਼ਕੀਮਤੀ ਵਾਹਨ ਰੂਪੀ ਸਰੀਰ ਦੀ ਸੰਭਾਲ ਕਰਨਾ ਸਾਡੀ ਜ਼ਿੰਮੇਵਾਰੀ ਬਣ ਜਾਂਦੀ ਹੈ। ਇਸ ਲਈ ਇਹ ਕਿਤਾਬ ਸਿਹਤਮੰਦ ਰਹਿਣ ਅਤੇ ਖੁਸ਼ਹਾਲ ਜੀਵਨ ਜਿਊਣ ਦੇ ਮੁੱਢਲੇ ਸਿਧਾਤਾਂ ਨੂੰ ਸਮਝਣ ਵਿੱਚ ਸਾਡੀ ਮਦਦ ਕਰੇਗੀ।

ਤਤਕਰਾ

ਬਿਮਾਰੀ ਦਾ ਮੂਲ ਕਾਰਨ

ਕਲਪਨਾ ਕਰੋ ਕਿ ਤੁਸੀਂ ਇੱਕ ਐਕੁਏਰੀਅਮ ਦੀ ਦੇਖਭਾਲ ਕਰਨ ਵਾਲੇ ਹੋ। ਤੁਸੀਂ ਉਸ ਵਿੱਚ ਰਹਿਣ ਵਾਲੀਆਂ ਮੱਛੀਆਂ ਨੂੰ ਪਿਆਰ ਕਰਦੇ ਹੋ ਅਤੇ ਉਨ੍ਹਾਂ ਦੀ ਸੰਭਾਲ ਕਰਦੇ ਹੋ। ਤੁਸੀਂ ਇਹ ਵੀ ਸਮਝਦੇ ਹੋ ਕਿ ਉਨ੍ਹਾਂ ਮੱਛੀਆਂ ਲਈ ਐਕੁਏਰੀਅਮ ਹੀ ਉਨ੍ਹਾਂ ਦਾ ਸੰਸਾਰ ਹੈ। ਤੁਹਾਡੀ ਸਾਰੀ ਦੇਖਭਾਲ ਦੇ ਬਾਵਜੂਦ ਕੁਝ ਸਮੇਂ ਬਾਅਦ ਐਕੁਏਰੀਅਮ ਦਾ ਪਾਣੀ ਪ੍ਰਦੂਸ਼ਿਤ ਹੋ ਜਾਂਦਾ ਹੈ। ਨਤੀਜੇ ਵਜੋਂ, ਇੱਕ ਮੱਛੀ ਬਿਮਾਰ ਪੈਣੀ ਸ਼ੁਰੂ ਹੋ ਜਾਂਦੀ ਹੈ।

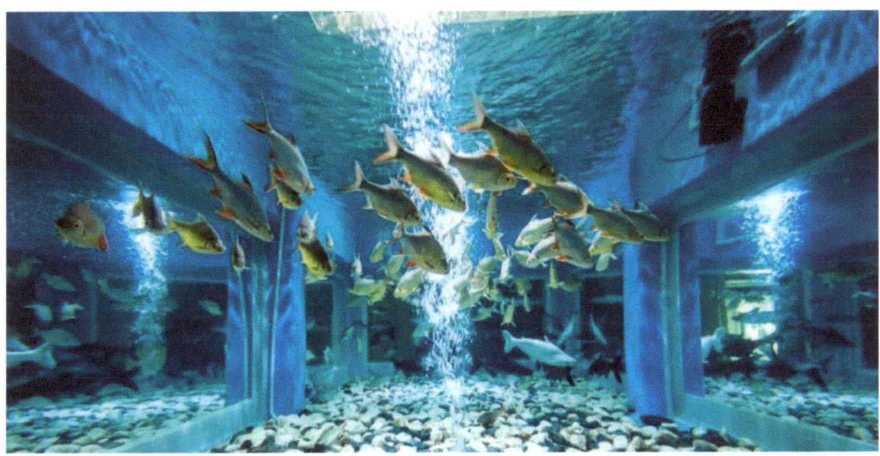

ਹੁਣ ਆਪਣੇ ਆਪ ਨੂੰ ਪੁੱਛੋ, ਕਿ ਤੁਸੀਂ ਜਾਂ ਤੁਹਾਡੇ ਪਰਿਵਾਰ ਦਾ ਕੋਈ ਜੀਅ ਬਿਮਾਰ ਪੈ ਜਾਂਦਾ ਹੈ ਤਾਂ ਤੁਸੀਂ ਕੀ ਕਰਦੇ ਹੋ? ਤੁਸੀਂ ਡਾਕਟਰ ਨੂੰ ਮਿਲਣ ਗਏ ਹੁੰਦੇ! ਹੁਣ ਤੁਸੀਂ ਮੱਛੀ ਨੂੰ ਡਾਕਟਰ ਕੋਲ ਲਿਜਾਣ ਦਾ ਫ਼ੈਸਲਾ ਕੀਤਾ। ਡਾਕਟਰ ਨੇ ਮੱਛੀ ਦਾ ਮੁਆਇਨਾ ਕਰਨ ਤੋਂ ਬਾਅਦ ਕੁਝ ਗੋਲੀਆਂ ਦਿੱਤੀਆਂ ਅਤੇ ਕਿਹਾ ਮੱਛੀ ਨੂੰ ਇਹ ਦਿਓ ਤੇ ਇਹ ਇੱਕ ਹਫ਼ਤੇ ਵਿੱਚ ਠੀਕ ਹੋ ਜਾਵੇਗੀ। ਸਭ ਕੁਝ ਸਹੀ ਹੁੰਦਾ ਦੇਖ ਕੇ ਤੁਸੀਂ ਖ਼ੁਸ਼ ਹੋ ਗਏ। ਪਰ ਕਿਉਂਕਿ ਪਾਣੀ ਹਾਲੇ ਵੀ ਪ੍ਰਦੂਸ਼ਿਤ ਹੈ, ਕੁਝ ਦਿਨਾਂ ਬਾਅਦ ਮੱਛੀ ਫਿਰ ਬਿਮਾਰ ਪੈ ਜਾਂਦੀ ਹੈ। ਇਸ ਵਾਰ ਬਿਮਾਰੀ ਥੋੜ੍ਹੀ ਗੰਭੀਰ ਹੈ। ਤੁਸੀਂ ਖਤਰਾ ਮੁੱਲ ਨਹੀਂ ਲੈਣਾ ਚਾਹੁੰਦੇ, ਇਸ ਲਈ ਤੁਸੀਂ ਮੱਛੀ ਨੂੰ ਸ਼ਹਿਰ ਦੇ ਸਭ ਤੋਂ ਵਧੀਆਂ ਹਸਪਤਾਲ ਵਿੱਚ ਲਿਜਾਣ ਦਾ ਫ਼ੈਸਲਾ ਕੀਤਾ। ਡਾਕਟਰ ਨੇ ਮੱਛੀ ਨੂੰ ਕੁਝ ਦਿਨ ਲਈ ਹਸਪਤਾਲ ਵਿੱਚ ਦਾਖ਼ਲ ਕਰਾਉਣ ਦੀ ਸਲਾਹ ਦਿੱਤੀ। ਕੁਝ ਟੀਕਿਆਂ ਅਤੇ ਦਵਾਈਆਂ ਨੇ ਫਿਰ ਜਾਦੂ ਕੀਤਾ। ਮੱਛੀ ਠੀਕ ਹੋ ਗਈ ਅਤੇ ਉਸ ਨੂੰ ਹਸਪਤਾਲ ਤੋਂ ਛੁੱਟੀ ਮਿਲ ਗਈ। ਤੁਸੀਂ ਫਿਰ ਉਸਨੂੰ ਉਸ ਦੇ ਘਰ ਜਾਨੀ ਕਿ ਐਕੁਏਰੀਅਮ ਵਿੱਚ ਛੱਡ ਦਿੱਤਾ। ਪਰ ਫਿਰ ਕੁਝ ਦਿਨਾਂ ਬਾਅਦ ਮੱਛੀ ਗੰਭੀਰ ਰੂਪ ਵਿੱਚ ਬਿਮਾਰ ਹੋ ਗਈ। ਇਸ ਵਾਰ ਜਨਰਲ ਫਿਜ਼ੀਸ਼ੀਅਨ ਨੇ ਉਸ ਨੂੰ ਇੱਕ ਡਾਇਬੀਟੀਜ਼ ਮਾਹਿਰ ਕੋਲ ਰੈਫਰ ਕੀਤਾ।

ਟੈਸਟ ਕਰਨ ਤੋਂ ਬਾਅਦ ਵੱਡੇ ਡਾਕਟਰ ਨੇ ਖੁਲਾਸਾ ਕੀਤਾ ਕਿ ਮੱਛੀ ਨੂੰ ਡਾਇਬੀਟੀਜ਼ ਰੋਗ ਹੈ ਅਤੇ ਉਸ ਨੂੰ ਆਪਣੀ ਪੂਰੀ ਜ਼ਿੰਦਗੀ ਲਈ ਇੱਕ ਗੋਲੀ ਮੈਟਫੋਰਮਿਨ (ਸ਼ੂਗਰ ਦੀ ਗੋਲੀ) ਦਿਨ ਦੇ ਵਿੱਚ ਦੋ ਵਾਰੀ ਲੈਣੀ ਪਵੇਗੀ ਤੇ ਸਭ ਕੁਝ ਸਹੀ ਰਹੇਗਾ। ਤੁਸੀਂ ਮੱਛੀ ਨੂੰ ਡਾਕਟਰ ਦੀ ਸਲਾਹ ਪੂਰੀ ਤਰ੍ਹਾਂ ਪਾਲਣ ਕਰਨ ਦੀ ਸਿਖਲਾਈ ਦਿੱਤੀ। ਤੁਹਾਡੀਆਂ ਅਤੇ ਮੱਛੀ ਦੀਆਂ ਤਮਾਮ ਕੋਸ਼ਿਸ਼ਾਂ ਦੇ ਬਾਵਜੂਦ ਮੱਛੀ ਕੁਝ ਸਮੇਂ ਬਾਅਦ ਫਿਰ ਬਿਮਾਰ ਪੈ ਗਈ।

ਹੁਣ ਸਵਾਲ ਇਹ ਪੈਦਾ ਹੁੰਦਾ ਹੈ - ਸਮੱਸਿਆ ਕਿੱਥੇ ਹੈ? ਮੈਨੂੰ ਪਤਾ ਹੈ ਕਿ ਹੁਣ ਤੱਕ ਤੁਸੀਂ ਕਹਾਣੀ ਦੀ ਸਿੱਖਿਆ ਦਾ ਅੰਦਾਜ਼ਾ ਲਾ ਲਿਆ ਹੋਵੇਗਾ। ਸਮੱਸਿਆ ਮੱਛੀ ਦੇ ਵਿੱਚ ਨਹੀਂ ਸੀ, ਪ੍ਰਦੂਸ਼ਿਤ ਪਾਣੀ ਵਿੱਚ ਸੀ। ਤੁਹਾਨੂੰ ਪਾਣੀ ਬਦਲਣਾ ਪਵੇਗਾ। ਨਹੀਂ ਤਾਂ ਦੁਨੀਆ ਦਾ ਮਾਹਿਰ ਤੋਂ ਮਾਹਿਰ ਡਾਕਟਰ ਵੀ ਮੱਛੀ ਨੂੰ ਤੰਦਰੁਸਤ ਨਹੀਂ ਕਰ ਸਕੇਗਾ। ਬਿਨਾਂ ਬਿਮਾਰੀ ਦਾ ਮੂਲ ਕਾਰਨ ਲੱਭੇ ਮੱਛੀ ਨੂੰ ਠੀਕ ਕਰਨ ਦੀ ਕੋਸ਼ਿਸ਼ ਕਰਨਾ ਇਸ ਤਰ੍ਹਾਂ ਹੋਵੇਗਾ ਜਿਵੇਂ ਰੇਗਿਸਤਾਨ ਵਿੱਚ ਦੂਰੋ ਦਿਸਦੀ ਝੀਲ ਦਾ ਪਿੱਛਾ ਕਰਨਾ। ਤੁਹਾਨੂੰ ਹਰ ਵਾਰ ਇੰਝ ਲੱਗੇਗਾ ਕਿ ਇਲਾਜ ਨੇੜੇ ਹੀ ਹੈ ਪਰ ਉਹ ਤੁਹਾਨੂੰ ਕਦੇ ਪ੍ਰਾਪਤ ਨਹੀਂ ਹੋਵੇਗਾ। ਇਸ ਸਾਰੀ ਪ੍ਰਕਿਰਿਆ ਵਿੱਚ ਤੁਸੀਂ ਆਪਣੀ ਸਿਹਤ ਅਤੇ ਪੂੰਜੀ ਦੋਹਾਂ ਤੋਂ ਹੱਥ ਧੋ ਬੈਠੋਗੇ।

ਕਈ ਵਾਰ ਸਮੱਸਿਆ ਦਾ ਹੱਲ ਲੱਭਣ ਲਈ ਬਹੁਤ ਡੂੰਘੀ ਵਿਗਿਆਨਕ ਸਮਝ ਦੀ ਲੋੜ ਨਹੀਂ ਹੁੰਦੀ, ਬਲਕਿ ਇੱਕ ਸਿੱਧੀ ਸਾਦੀ ਤਰਕ ਬੁੱਧੀ ਦੀ ਲੋੜ ਹੁੰਦੀ ਹੈ ਜਿਸ ਦੀ ਕਿ ਅਜੋਕੇ ਡਾਕਟਰਾਂ ਵਿੱਚ ਘਾਟ ਹੈ। ਡਾਇਬੀਟੀਜ਼ ਅਜਿਹਾ ਰੋਗ ਨਹੀਂ ਹੈ, ਜਿਸ ਨੂੰ ਸਮਝਣ ਲਈ ਤੁਹਾਨੂੰ ਐਡਵਾਂਸ ਮਾਈਕਰੋਬਾਇਓਲੋਜੀ ਦੇ ਗਿਆਨ ਦੀ ਲੋੜ ਹੋਵੇ। ਇਹ ਸਰੀਰ ਦੀ ਸਿਰਫ਼ ਇੱਕ ਹੋਮਿਓਸਟੈਟਿਕ ਸਥਿਤੀ ਹੈ ਜਿਸ ਨੂੰ ਥੋੜ੍ਹੀ ਜਿਹੀ ਆਮ ਸਮਝ ਨਾਲ ਸਮਝਿਆ ਅਤੇ ਠੀਕ ਕੀਤਾ ਜਾ ਸਕਦਾ ਹੈ।

ਕੁਦਰਤੀ ਇਲਾਜ ਦਾ ਪਹਿਲਾ ਅਤੇ ਸਭ ਤੋਂ ਬੁਨਿਆਦੀ ਸਿਧਾਂਤ ਇਹ ਹੈ ਕਿ ਬਿਮਾਰੀ ਦਾ ਕਾਰਨ ਇੱਕੋ ਹੁੰਦਾ ਹੈ ਕਿ ਸਰੀਰ ਵਿੱਚ ਜ਼ਹਿਰੀਲੇ ਪਦਾਰਥਾਂ ਦਾ ਇਕੱਠਾ ਹੋ ਜਾਣਾ। ਇਹ ਜ਼ਹਿਰੀਲੇ ਪਦਾਰਥ ਸਰੀਰ ਦੇ ਕੁਝ ਖਾਸ ਅੰਗਾਂ ਰਾਹੀਂ ਬਾਹਰ ਕੱਢੇ ਜਾਂਦੇ ਹਨ। ਪਰ ਬਿਮਾਰ ਵਿਅਕਤੀ ਵਿੱਚ ਸਾਲਾਂ ਬੱਧੀ ਗਲਤ ਖਾਣ-ਪੀਣ ਅਤੇ ਸਰੀਰ ਦੀ ਦੇਖ-ਭਾਲ ਨਾ ਕਰਨ ਨਾਲ ਇਹ ਇਕੱਠੇ ਹੋਣੇ ਸ਼ੁਰੂ ਹੋ ਜਾਂਦੇ ਹਨ ਤੇ ਹੌਲੀ-ਹੌਲੀ ਇਨ੍ਹਾਂ ਦਾ ਇੱਕ ਵੱਡਾ ਢੇਰ ਲੱਗ ਜਾਂਦਾ ਹੈ। ਇਸ ਮੂਲ ਸਿਧਾਂਤ ਤੋਂ ਇਹ ਸਿੱਟਾ ਨਿਕਲਦਾ ਹੈ ਕਿ ਰੋਗ ਨੂੰ ਠੀਕ ਕਰਨ ਦਾ ਇੱਕੋ ਤਰੀਕਾ ਹੈ ਕਿ ਸਰੀਰ ਦੇ ਅੰਦਰੋਂ ਇਹ ਜ਼ਹਿਰੀਲੇ ਪਦਾਰਥ ਬਾਹਰ ਜਾ ਸਕਣ।

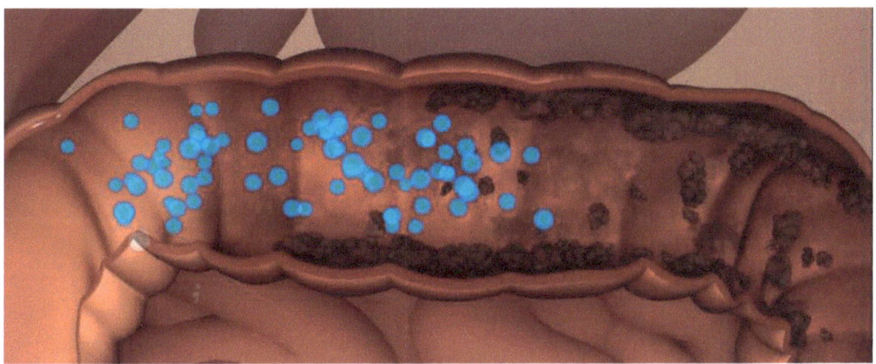

ਕੁਦਰਤੀ ਇਲਾਜ ਦਾ ਦੂਜਾ ਮੁੱਢਲਾ ਸਿਧਾਂਤ ਇਹ ਹੈ ਕਿ ਬੁਖਾਰ, ਜ਼ੁਕਾਮ, ਟੱਟੀਆਂ ਆਦਿ ਸ਼ਰੀਰ ਵੱਲੋਂ ਇਕੱਠੇ ਹੋਏ ਜ਼ਹਿਰੀਲੇ ਪਦਾਰਥਾਂ ਨੂੰ ਬਾਹਰ ਕੱਢਣ ਦੀ ਪ੍ਰਕਿਰਿਆ ਹੈ। ਸਾਰੀਆਂ ਗੰਭੀਰ ਬਿਮਾਰੀਆਂ ਜਿਵੇਂ ਕਿ ਦਿਲ ਦੇ ਰੋਗ, ਸ਼ੂਗਰ, ਗਠੀਆ, ਦਮਾ, ਗੁਰਦਿਆਂ ਦੇ ਰੋਗ, ਸਰੀਰ ਦੇ ਵਿਚ ਜਮਾਂ ਹੋਏ ਜ਼ਹਿਰੀਲੇ ਪਦਾਰਥਾਂ ਨੂੰ ਬਾਹਰ ਕੱਢਣ ਦੇ ਇਨ੍ਹਾਂ ਯਤਨਾਂ ਨੂੰ ਦਵਾਈਆਂ, ਟੀਕਿਆਂ, ਨਸ਼ਿਆਂ ਆਦਿ ਨਾਲ ਵਾਰ-ਵਾਰ ਦਬਾਉਣ ਦਾ ਹੀ ਨਤੀਜਾ ਹੁੰਦੇ ਹਨ।

WHEN WE HIDE THE DETOX SYMPTOMS

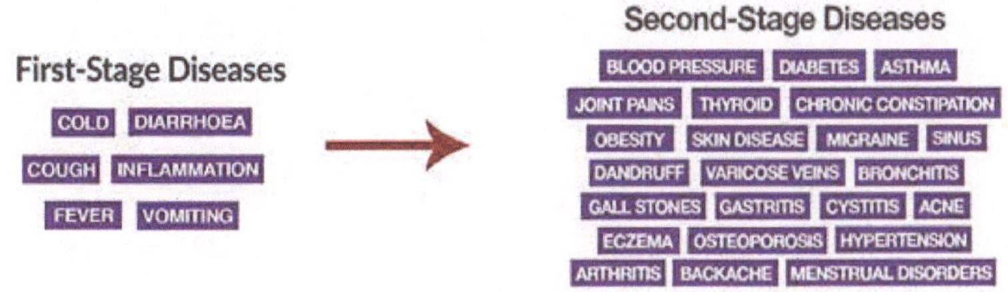

Effect of Prolonged Toxic Accumulation

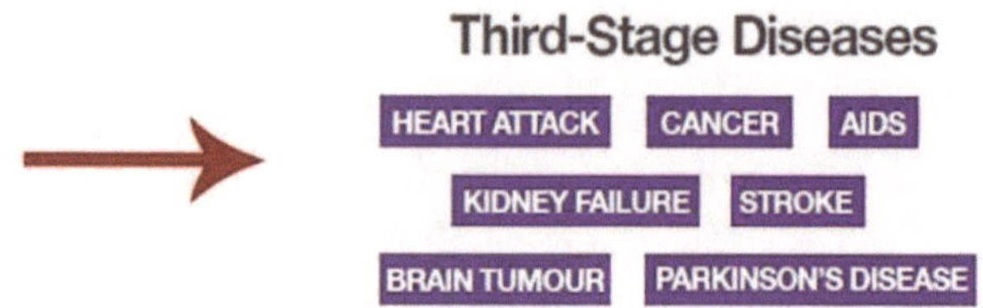

ਕੁਦਰਤੀ ਇਲਾਜ ਦਾ ਤੀਜਾ ਮੁੱਢਲਾ ਸਿਧਾਂਤ ਇਹ ਹੈ ਕਿ ਸਰੀਰ ਵਿੱਚ ਆਪਣੇ-ਆਪ ਨੂੰ ਤੰਦਰੁਸਤ ਰੱਖਣ ਦੀ ਇੱਕ ਵਿਸਤ੍ਰਿਤ ਵਿਧੀ ਹੁੰਦੀ ਹੈ ਜਿਸ ਵਿੱਚ ਇਹ ਤਾਕਤ ਹੈ ਕਿ ਸਰੀਰ ਨੂੰ ਕਿਸੇ ਵੀ ਹਾਲਾਤ ਦੇ ਵਿੱਚੋਂ ਕੱਢ ਕੇ ਵਾਪਸ ਆਮ ਹਾਲਾਤਾਂ ਵਿੱਚ ਲਿਆਂਦਾ ਜਾ ਸਕਦਾ ਹੈ। ਬਸ਼ਰਤੇ ਇਸ ਦੇ ਲਈ ਸਹੀ ਤਰੀਕਿਆਂ ਦੀ ਵਰਤੋਂ ਕੀਤੀ ਜਾਵੇ। ਦੂਜੇ ਸ਼ਬਦਾਂ ਵਿੱਚ ਆਖਿਆ ਜਾਵੇ, ਬਿਮਾਰੀ ਨੂੰ ਠੀਕ ਕਰਨ ਦੀ ਸ਼ਕਤੀ ਸਰੀਰ ਵਿੱਚ ਹੀ ਹੈ, ਡਾਕਟਰ ਕੋਲ ਨਹੀਂ। ਬਿਮਾਰੀ ਦੇ ਇਲਾਜ ਲਈ ਸਭ ਤੋਂ ਪਹਿਲੀ ਅਤੇ ਵੱਡੀ ਲੋੜ ਖੁਰਾਕ ਨੂੰ ਨਿਯਮਿਤ ਕਰਨ ਦੀ ਹੈ।

ਇਕੱਠੇ ਹੋਏ ਜ਼ਹਿਰੀਲੇ ਪਦਾਰਥਾਂ ਤੋਂ ਛੁਟਕਾਰਾ ਪਾਉਣ ਅਤੇ ਪ੍ਰਣਾਲੀ ਦੇ ਸੰਤੁਲਨ ਨੂੰ ਬਹਾਲ ਕਰਨ ਲਈ ਇਹ ਜ਼ਰੂਰੀ ਹੈ ਕਿ ਘੱਟੋ-ਘੱਟ ਇੱਕ ਹਫ਼ਤਾ ਜਾਂ ਇਸ ਤੋਂ ਵੱਧ ਸਮੇਂ ਲਈ ਤੇਜ਼ਾਬ ਬਣਾਉਣ ਵਾਲੇ ਭੋਜਨ ਤੋਂ ਬਿਲਕੁਲ ਦੂਰ ਰਿਹਾ ਜਾਵੇ ਅਤੇ ਕੱਚੇ ਫਲਾਂ ਅਤੇ ਸਬਜ਼ੀਆਂ ਦਾ ਲਗਾਤਾਰ ਸੇਵਨ ਕੀਤਾ ਜਾਵੇ। ਜਿਸ ਨਾਲ ਪੇਟ ਅਤੇ ਅੰਤੜੀਆਂ ਪੂਰੀ ਤਰ੍ਹਾਂ ਰੋਗ ਮੁਕਤ ਹੋ ਜਾਣਗੀਆਂ।

ਕੁਦਰਤੀ ਇਲਾਜ ਬਨਾਮ ਆਧੁਨਿਕ ਮੈਡੀਕਲ ਉਦਯੋਗ

ਆਧੁਨਿਕ ਮੈਡੀਕਲ ਉਦਯੋਗ ਲੱਛਣਾਂ ਦਾ ਇਲਾਜ ਕਰਦਾ ਹੈ ਅਤੇ ਬਿਮਾਰੀ ਨੂੰ ਦਬਾ ਦਿੰਦਾ ਹੈ ਪਰ ਅਸਲ ਕਾਰਨ ਦਾ ਪਤਾ ਲਗਾਉਣ ਲਈ ਬਹੁਤ ਘੱਟ ਕੋਸ਼ਿਸ ਕਰਦਾ ਹੈ। ਐਲੋਪੈਥੀ ਦਵਾਈਆਂ ਆਮ ਤੌਰ ਤੇ ਬਹੁਤ ਨੁਕਸਾਨਦੇਹ ਹੁੰਦੀਆਂ ਹਨ। ਐਲੋਪੈਥੀ ਦਵਾਈਆਂ ਸਰੀਰ ਦੀ ਇਲਾਜ ਕਰਨ ਦੀ ਤਾਕਤ ਨੂੰ ਦਬਾ ਦਿੰਦੀਆਂ ਹਨ ਅਤੇ ਰੋਗ ਮੁਕਤ ਹੋਣ ਦੀ ਪ੍ਰਕਿਰਿਆ ਨੂੰ ਹੋਰ ਵੀ ਔਖਾ ਕਰ ਦਿੰਦੀਆਂ ਹਨ। ਉੱਥੇ ਡਾਕਟਰ ਅਤੇ ਸਰਜਨ ਸਰ ਵਿਲਿਅਮ ਓਸਲਰ ਦੇ ਅਨੁਸਾਰ, "ਜਦੋਂ ਦਵਾਈਆਂ ਦੀ ਵਰਤੋਂ ਕੀਤੀ ਜਾਂਦੀ ਹੈ ਤਾਂ ਮਰੀਜ਼ ਨੂੰ ਦੋ ਵਾਰ ਠੀਕ ਹੋਣਾ ਪੈਂਦਾ ਹੈ: ਇਕ ਵਾਰ ਬਿਮਾਰੀ ਤੋਂ ਅਤੇ ਇੱਕ ਵਾਰ ਦਵਾਈ ਤੋਂ।"

ਐਲੋਪੈਥੀ ਦਵਾਈਆਂ ਬਿਮਾਰੀ ਦਾ ਇਲਾਜ ਨਹੀਂ ਕਰ ਸਕਦੀਆਂ। ਬਿਮਾਰੀ ਜਾਰੀ ਰਹਿੰਦੀ ਹੈ। ਸਿਰਫ਼ ਇਸ ਦਾ ਰੂਪ ਬਦਲ ਜਾਂਦਾ ਹੈ। ਪਰ ਕੁਦਰਤੀ ਇਲਾਜ ਪ੍ਰਣਾਲੀ ਅਜਿਹੇ ਉਪਾਅ ਅਪਣਾਉਂਦੀ ਹੈ ਜਿਸ ਨਾਲ ਮਨੁੱਖ ਸਿਹਤਮੰਦ ਰਹੇ ਅਤੇ ਉਸ ਨੂੰ ਰੋਗ ਹੋਣ ਹੀ ਨਾ। ਐਲੋਪੈਥੀ ਇਲਾਜ ਪ੍ਰਣਾਲੀ ਹਰ ਰੋਗ ਨੂੰ ਵੱਖ ਕਰਕੇ ਵੇਖਦੀ ਹੈ ਅਤੇ ਹਰ ਰੋਗ ਲਈ ਇੱਕ ਵੱਖਰੀ ਦਵਾਈ ਦਾ ਸੁਝਾਅ ਦਿੰਦੀ ਹੈ। ਜਦਕਿ ਕੁਦਰਤੀ ਇਲਾਜ ਪ੍ਰਣਾਲੀ ਮਨੁੱਖ ਨੂੰ ਇੱਕ ਸੰਪੂਰਨ ਜੀਵ ਦੇ ਤੌਰ ਤੇ ਵੇਖਦੀ ਹੈ ਅਤੇ ਉਸ ਦੇ ਪੂਰੇ ਸਿਸਟਮ ਵਿੱਚ ਇਕਸੁਰਤਾ ਬਹਾਲ ਕਰਨ ਦਾ ਉਪਾਅ ਕਰਦੀ ਹੈ।

ਮੈਡੀਕਲ ਕਲਾਸ ਦੀ ਕਹਾਣੀ (ਐਲੋਪੈਥੀ)

ਸ਼ੁਭ ਸਵੇਰ, ਵਿਦਿਆਰਥੀਓ! ਅੱਜ ਮੈਡੀਕਲ ਕਾਲਜ ਦੇ ਪਹਿਲੇ ਦਿਨ ਮੈਂ ਤੁਹਾਡਾ ਸਾਰਿਆਂ ਦਾ ਸੁਆਗਤ ਕਰਦਾ ਹਾਂ। ਅੱਜ ਤੁਸੀਂ ਦਵਾਈ ਬਾਰੇ ਸਿਖਣ ਜਾ ਰਹੇ ਹੋ ਅਤੇ ਅਸੀਂ ਸ਼ੁਰੂਆਤ ਕਰਨ ਜਾ ਰਹੇ ਹਾਂ ਹਾਈਪਰਟੈਨਸ਼ਨ ਜਾਂ ਹਾਈ ਬਲੱਡ ਪ੍ਰੈਸ਼ਰ ਨਾਲ। ਹਾਈ ਬਲੱਡ ਪ੍ਰੈਸ਼ਰ ਅੱਜਕਲੂ ਆਮ ਹੈ ਅਤੇ ਅਸੀਂ ਇਸ ਦੀ ਦਵਾਈ ਬਾਰੇ ਗੱਲ ਕਰਨ ਜਾ ਰਹੇ ਹਾਂ। ਉਂਝ ਤਾਂ ਇਸ ਦੀਆਂ ਬਹੁਤ ਸਾਰੀਆਂ ਦਵਾਈਆਂ ਹਨ, ਪਰ ਅਸੀਂ ਇੱਕ ਦਵਾਈ ਬਾਰੇ ਗੱਲ ਕਰਾਂਗੇ - ਡਾਇਯੁਰੀਟਿਕਸ (Diuretics) ਜਿਸ ਨੂੰ ਕਿ ਬਹੁਤ ਸੁਰੱਖਿਅਤ ਮੰਨਿਆ ਜਾਂਦਾ ਹੈ। ਇਸ ਦੇ ਵਿੱਚ ਪ੍ਰੇਸ਼ਾਨੀ ਬਹੁਤ ਘੱਟ ਹੁੰਦੀ ਹੈ ਤੇ ਜਿਵੇਂ ਹੀ ਦਵਾਈ ਦਿੱਤੀ ਜਾਂਦੀ ਹੈ, ਬਲੱਡ ਪ੍ਰੈਸ਼ਰ ਇੱਕੇ ਵਾਰ ਨਾਰਮਲ ਹੋ ਜਾਂਦਾ ਹੈ।

ਡਾਇਯੁਰੀਟਿਕਸ ਦੇ ਕੁਝ ਮਾੜੇ ਪ੍ਰਭਾਵ ਹਨ - ਨਿਪੁੰਸਕਤਾ, ਦਿਲ ਦੀ ਧੜਕਣ ਦਾ ਵਿਗੜਨਾ, ਜ਼ੁਕਾਮ, ਉਲਟੀਆਂ, ਸਿਰ ਦਰਦ, ਸੁਸਤੀ, ਜੋੜਾਂ ਦਾ ਦਰਦ, ਚੱਕਰ ਆਉਣੇ, ਥਕਾਵਟ, ਕਮਜ਼ੋਰੀ ਆਦਿ। ਪਰ ਚਿੰਤਾ ਕਰਨ ਦੀ ਲੋੜ ਨਹੀਂ, ਜੇ ਕੋਈ ਮਰੀਜ਼ ਨਪੁੰਸਕਤਾ ਦੀ ਸ਼ਿਕਾਇਤ ਕਰਦਾ ਹੈ ਤਾਂ ਵੀਆਗਰਾ (Viagra) ਦਿੱਤੀ ਜਾ ਸਕਦੀ ਹੈ। ਪਰ ਵੀਆਗਰਾ ਲੈਣ ਤੋਂ ਬਾਅਦ ਵੀ ਕੁਝ ਦੁਸ਼ ਪ੍ਰਭਾਵ ਹੋ ਸਕਦੇ ਹਨ। ਜਿਵੇਂ ਕਿ - ਕਮਜ਼ੋਰੀ, ਸਿਰ ਪੀੜ. ਚੱਕਰ ਆਉਣੇ, ਜ਼ੁਕਾਮ, ਬਦਹਜ਼ਮੀ ਆਦਿ। ਜੇ ਕੋਈ ਮਰੀਜ਼ ਵੀਆਗਰਾ ਲੈਣ ਤੋਂ ਬਾਅਦ ਸਿਰ ਦਰਦ ਦੀ ਸ਼ਿਕਾਇਤ ਕਰਦਾ ਹੈ ਉਸਨੂੰ ਪੈਰਾਸੀਟਾਮੋਲ (Paracetamol) ਦਿੱਤੀ ਜਾ ਸਕਦੀ ਹੈ। ਪਰ ਪੈਰਾਸੀਟਾਮੋਲ ਵੀ ਜਿਗਰ ਨੂੰ ਫੇਲ ਕਰ ਸਕਦੀ ਹੈ, ਕਬਜ਼ ਜਾਂ ਐਲਰਜੀ ਦਾ ਕਾਰਨ ਬਣ ਸਕਦੀ ਹੈ, ਪਰ ਉਸ ਲਈ ਕੋਈ ਹੋਰ ਦਵਾਈ ਦਿੱਤੀ ਜਾ ਸਕਦੀ ਹੈ।

Diuretics	Viagra	Paracetamol	Zantac	Pronestyl
Impotency	Indigestion	Constipation	Constipation	Bitter taste
Joints pain	Runny nose	Allergy	Insomnia	Weakness
Weakness	Weakness	Liver failure	Weakness	Headache
Headache	Headache	Jaundice	Headache	Nausea
Nausea	Backache	Nausea	Nausea	Dizziness
Palpitations	Redness	Diarrhea	Diarrhea	Diarrhea
Dizziness	Dizziness	Stomach pain	Dizziness	Appetite loss

ਡਾਕਟਰਾਂ ਕੋਲ ਹਰ ਸਮੱਸਿਆ ਦਾ ਦਵਾਈ ਦੇ ਰੂਪ ਵਿੱਚ ਹੱਲ ਹੈ। ਉਦਾਹਰਣ ਲਈ - ਬਦਹਜ਼ਮੀ ਲਈ ਜੈਨਟੇਕ (Zantac) ਦਿੱਤੀ ਜਾ ਸਕਦੀ ਹੈ। ਜੈਨਟੇਕ ਲੈਣ ਤੋਂ ਬਾਅਦ ਮਰੀਜ਼ ਨੀਂਦ ਨਾ ਆਉਣ, ਦਸਤ, ਜਾਂ ਕਬਜ਼ ਦੀ ਸ਼ਿਕਾਇਤ ਕਰ ਸਕਦਾ ਹੈ। ਪਰ ਇਸ ਲਈ ਵੀ ਕੁਝ ਦਵਾਈਆਂ ਦਿੱਤੀਆਂ ਜਾ ਸਕਦੀਆਂ ਹਨ। ਇਸੇ ਤਰ੍ਹਾਂ ਨਾਲ ਦਿਲ ਦੀ ਧੜਕਣ ਦੇ ਵਿਗੜਨ ਤੇ ਪ੍ਰੋਨੇਸਟਾਇਲ (Pronestyl) ਦਿੱਤੀ ਜਾ ਸਕਦੀ ਹੈ। ਜਿਸ ਦੇ ਨਤੀਜੇ ਵਜੋਂ ਦਸਤ ਜਾਂ ਭੁੱਖ ਨਾ ਲੱਗਣ ਦੀ ਸ਼ਿਕਾਇਤ ਹੋ ਸਕਦੀ ਹੈ। ਜੇ ਮਰੀਜ਼ ਭੁੱਖ ਨਾ ਲੱਗਣ ਦੀ ਸ਼ਿਕਾਇਤ ਲੈ ਕੇ ਆਉਂਦਾ ਹੈ ਤਾਂ ਉਸ ਨੂੰ ਇਮੋਡੀਅਮ (Imodium) ਦਿੱਤੀ ਜਾ ਸਕਦੀ ਹੈ। ਇਮੋਡੀਅਮ ਨਾਲ ਕਬਜ਼, ਚੱਕਰ ਆਉਣਾ, ਪੇਟ ਵਿੱਚ ਦਰਦ ਹੋਣਾ, ਉਲਟੀਆਂ ਅਉਣੀਆ ਅਤੇ ਜੀਅ ਕੱਚਾ ਹੋ ਸਕਦਾ ਹੈ।

ਇਸ ਤਰ੍ਹਾਂ ਦਵਾਈਆਂ ਦੀ ਲਿਸਟ ਵਧਦੀ ਜਾਂਦੀ ਹੈ ਅਤੇ ਸ਼ਾਮ ਤੱਕ ਮਰੀਜ਼ ਖੁਦ ਭੁੱਲ ਜਾਂਦਾ ਹੈ ਕਿ ਉਸ ਨੇ ਕਿਸ ਸਮੱਸਿਆ ਲਈ ਡਾਕਟਰ ਦੀ ਸਲਾਹ ਲਈ ਸੀ। ਉਸ ਨੂੰ ਸਿਰਫ਼ ਸਵੇਰੇ, ਦੁਪਹਿਰ ਤੇ ਸ਼ਾਮ ਦੀਆਂ ਦਵਾਈਆਂ ਲੈਣੀਆਂ ਹੀ ਯਾਦ ਰਹਿ ਜਾਂਦੀਆਂ ਹਨ। ਉਹ ਇਨ੍ਹਾਂ ਨੂੰ ਭੋਜਨ ਦੀ ਤਰ੍ਹਾਂ ਲੈਣਾ ਸ਼ੁਰੂ ਕਰ ਦਿੰਦਾ ਹੈ ਅਤੇ ਮਹਿਸੂਸ ਕਰਦਾ ਹੈ ਕਿ ਉਹ ਇਨ੍ਹਾਂ ਦਵਾਈਆਂ ਦੀ ਵਜ੍ਹਾ ਨਾਲ ਸੁਰੱਖਿਅਤ ਹੈ। ਇੰਨਾ ਕਾਫ਼ੀ ਹੈ ਤੁਹਾਨੂੰ ਇਹ ਸਮਝਾਉਣ ਲਈ ਕਿ ਕਿੰਝ ਤੁਸੀਂ ਖੁਦ ਸਮੱਸਿਆ ਨੂੰ ਸੱਦਾ ਦਿੱਤਾ ਹੈ।

ਡਾਇਬੀਟੀਜ਼ ਜਾਂ ਸ਼ੂਗਰ ਰੋਗ ਦਾ ਮਤਲਬ ਹੈ ਖੂਨ ਦੇ ਵਿੱਚ ਸ਼ੱਕਰ ਦੀ ਮਾਤਰਾ ਵੱਧ ਹੋਣਾ। ਕੀ ਕਦੇ ਤੁਸੀਂ ਸੋਚਿਆ ਹੈ ਕਿ ਖੂਨ ਦੇ ਵਿੱਚ ਸ਼ੱਕਰ ਜਾਂ ਸ਼ੂਗਰ ਦੀ ਕੀ ਲੋੜ ਹੈ? ਸਾਡੇ ਸਰੀਰ ਵਿੱਚ ਅਣਗਿਣਤ ਸੈੱਲ ਹਨ ਜਿਨ੍ਹਾਂ ਨੂੰ ਜਿਉਂਦਾ ਰਹਿਣ ਲਈ ਉਰਜਾ ਦੀ ਲੋੜ ਹੁੰਦੀ ਹੈ। ਇਹ ਉਰਜਾ ਕਿੱਥੋਂ ਆਉਂਦੀ ਹੈ? ਇਹ ਸੈੱਲ ਸ਼ੱਕਰ ਨੂੰ ਬਾਲ ਕੇ ਉਰਜਾ ਪੈਦਾ ਕਰਦੇ ਹਨ। ਸ਼ੱਕਰ ਉਰਜਾ ਦਾ ਸਰੋਤ ਹੈ। ਸ਼ੱਕਰ ਨੂੰ ਸੈੱਲਾਂ ਤੱਕ ਖੂਨ ਪਹੁੰਚਾਉਂਦਾ ਹੈ। ਫਿਰ ਸੈੱਲ ਉਸ ਸ਼ੱਕਰ ਨੂੰ ਬਾਲ ਕੇ ਉਰਜਾ ਪੈਦਾ ਕਰਦੇ ਹਨ ਜਿਹੜੀ ਤੁਹਾਨੂੰ ਜਿਉਂਦਾ ਰੱਖਦੀ ਹੈ। ਇਸ ਲਈ ਸ਼ੂਗਰ ਜਾਂ ਸ਼ੱਕਰ ਉਰਜਾ ਪੈਦਾ ਕਰਦੀ ਹੈ। ਕੀ ਇਸਦਾ ਮਤਲਬ ਇਹ ਹੈ ਕਿ ਸ਼ੂਗਰ ਦੀ ਮਾਤਰਾ ਵੱਧ ਹੋਣਾ ਮਤਲਬ ਉਰਜਾ ਦਾ ਵੱਧ ਹੋਣਾ? ਪਰ ਜੇਕਰ ਤੁਹਾਡਾ ਬਲੱਡ ਸ਼ੂਗਰ ਲੈਵਲ 500 mg/dl ਹੈ, ਤਾਂ ਕੀ ਇਸ ਦਾ ਮਤਲਬ ਹੈ, ਤੁਹਾਡਾ ਉਰਜਾ ਦਾ ਪੱਧਰ ਬਹੁਤ ਉੱਚਾ ਹੈ? ਨਹੀਂ!

ਆਓ ਅਸੀਂ ਮਨੁੱਖ ਦੇ ਕੇਂਦਰੀ ਸੰਚਾਰ ਪ੍ਰਣਾਲੀ ਨੂੰ ਸਮਝੀਏ। ਖੂਨ ਇੱਕ ਸੰਚਾਰ ਪ੍ਰਣਾਲੀ ਦੇ ਤੌਰ ਤੇ ਆਕਸੀਜਨ, ਸ਼ੂਗਰ, ਪੋਸ਼ਕ ਤੱਤ, ਅਤੇ ਰਹਿੰਦ-ਖੂੰਹਦ ਦੀ ਆਵਾਜਾਈ ਨੂੰ ਸੁਚਾਰੂ ਬਣਾਉਂਦਾ ਹੈ। ਜਿਸ ਤਰ੍ਹਾਂ ਸਾਡੇ ਸ਼ਹਿਰ ਜਾਂ ਕਸਬੇ ਵਿੱਚ ਇੱਕ ਆਵਾਜਾਈ ਪ੍ਰਣਾਲੀ ਹੁੰਦੀ ਹੈ। ਠੀਕ ਉਸੇ ਤਰ੍ਹਾਂ ਸਾਡੇ ਸਰੀਰ ਵਿੱਚ ਵੀ ਇੱਕ ਯਾਤਾਯਾਤ ਸਿਸਟਮ ਫੈਲਿਆ ਹੋਇਆ ਹੈ। ਇਹ ਸਿਸਟਮ ਨੂੰ ਸੁਚਾਰੂ ਢੰਗ ਨਾਲ ਚਲਾਉਣ ਵਾਸਤੇ ਇਕ ਪ੍ਰਬੰਧਨ ਹੈ ਜੋ ਸਰੀਰ ਵਿੱਚ ਸ਼ੂਗਰ ਦੇ ਪੱਧਰ ਨੂੰ ਕੰਟਰੋਲ ਵਿੱਚ ਰੱਖਦਾ ਹੈ।

ਜੇਕਰ ਸ਼ਹਿਰ ਵਿੱਚ ਵਾਹਨਾਂ ਦੀ ਗਿਣਤੀ ਵੱਧ ਜਾਵੇ ਤਾਂ ਆਵਾਜਾਈ ਪ੍ਰਣਾਲੀ ਦੀ ਗਤੀ ਧੀਮੀ ਹੋ ਜਾਵੇਗੀ। ਠੀਕ ਇਸੇ ਤਰ੍ਹਾਂ ਜੇਕਰ ਸ਼ਰੀਰ ਵਿੱਚ ਸ਼ੂਗਰ ਦਾ ਪੱਧਰ ਵੱਧ ਜਾਵੇ ਤਾਂ ਸਾਡੇ ਸਰੀਰ ਦੀ ਸੰਚਾਰ ਪ੍ਰਣਾਲੀ ਦੀ ਗਤੀ ਵੀ ਧੀਮੀ ਹੋ ਜਾਂਦੀ ਹੈ। ਜਿਸ ਦੇ ਸਿੱਟੇ ਵਜੋਂ ਆਕਸੀਜਨ,

ਪੋਸ਼ਕ ਤੱਤ, ਰਹਿੰਦ-ਖੂੰਹਦ ਆਦਿ ਦਾ ਪ੍ਰਵਾਹ ਸਹੀ ਨਹੀਂ ਹੋ ਪਾਉਂਦਾ ਜੋ ਕਿ ਦਿਲ, ਗੁਰਦੇ, ਅੱਖਾਂ, ਫੇਫੜੇ ਅਸਲ ਵਿੱਚ ਸ਼ਰੀਰ ਦੇ ਸਾਰੇ ਹੀ ਅੰਗਾਂ ਦੀ ਸਿਹਤ ਤੇ ਮਾੜਾ ਪ੍ਰਭਾਵ ਪਾਉਂਦਾ ਹੈ। ਕੁਝ ਅੰਗ ਨਾਲ ਦੀ ਨਾਲ ਹੀ ਪ੍ਰਭਾਵਿਤ ਹੋ ਜਾਂਦੇ ਹਨ ਤੇ ਕੁਝ ਥੋੜ੍ਹਾ ਸਮਾਂ ਪਾ ਕੇ। ਜਿਸ ਦਾ ਸਿੱਟਾ ਦਿਲ ਦੇ ਰੋਗ, ਗੁਰਦੇ ਦਾ ਫੇਲ੍ਹ ਹੋਣਾ, ਅੱਖਾਂ ਦੀਆਂ ਬਿਮਾਰੀਆਂ ਆਦਿ ਹੁੰਦਾ ਹੈ ਅਤੇ ਇਹੀ ਸ਼ੁਗਰ ਰੋਗ ਅਖਵਾਉਂਦਾ ਹੈ।

ਹੁਣ ਸਵਾਲ ਇਹ ਖੜ੍ਹਾ ਹੁੰਦਾ ਹੈ, ਕੀ ਖੂਨ ਵਿੱਚ ਸ਼ੁਗਰ ਦਾ ਪੱਧਰ ਕਿੰਨਾ ਹੋਣਾ ਚਾਹੀਦਾ ਹੈ? ਸਾਨੂੰ ਇਸ ਦਾ ਪਤਾ ਹੋਣਾ ਚਾਹੀਦਾ ਹੈ। 1979 ਤੱਕ ਇਹ ਪਤਾ ਸੀ ਕਿ ਸਰੀਰ ਵਿੱਚ ਖੂਨ ਦਾ ਪੱਧਰ ਨਿਯੰਤਰਿਤ ਹੋਣਾ ਚਾਹੀਦਾ ਹੈ। ਪਰ ਇਹ ਕਿੰਨਾ ਨਾਰਮਲ ਹੈ, ਇਹ ਨਹੀਂ ਸੀ ਪਤਾ। 1979 ਵਿੱਚ ਪਹਿਲੀ ਵਾਰ ਇੱਕ ਰੀਡਿੰਗ ਦਿੱਤੀ ਗਈ ਕਿ 200 mg/dl ਨੂੰ ਸ਼ੁਗਰ ਦਾ ਸਹੀ ਪੱਧਰ ਸਮਝਿਆ ਜਾਣਾ ਚਾਹੀਦਾ ਹੈ। ਇਹ ਵੇਖਿਆ ਗਿਆ ਕਿ ਜਿਨ੍ਹਾਂ ਦਾ ਸ਼ੁਗਰ ਦਾ ਪੱਧਰ 200 mg/dl ਤੋ ਵੱਧ ਰਹਿੰਦਾ ਸੀ ਉਹ ਲੋਕ ਅਕਸਰ ਬਿਮਾਰ ਰਹਿੰਦੇ ਸਨ।

DIABETES		% of Diabetes (in China)
NDDS (1979)	>200 mg/dl	3.5%
ADA (1997) WHO (1999)	>126 mg/dl (fasting)	8%
ADA (2003)	>100 mg/dl	27%
ADA (2010)	>140 mg/dl (P.P) >100 mg/dl (fasting) > 5.6% (HbA1C)	50.1% (JAMA)

ਪਰ 1997 ਵਿੱਚ ਅਮਰੀਕਨ ਡਾਈਬੀਟਿਜ਼ ਐਸੋਸੀਏਸ਼ਨ ਅਤੇ ਵਰਡਲ ਹੈਲਥ ਆਰਗੇਨਾਈਜੇਸ਼ਨ ਵੱਲੋਂ ਇੱਕ ਨਵਾਂ ਅੰਕੜਾ ਪੇਸ਼ ਕੀਤਾ ਗਿਆ ਜਿਸ ਅਨੁਸਾਰ 126 mg/dl ਫਾਸਟਿੰਗ ਸ਼ੁਗਰ ਨੂੰ ਨਾਰਮਲ ਮੰਨਿਆ ਗਿਆ। 2003 ਦੇ ਵਿੱਚ ਇੱਕ ਹੋਰ ਨਵਾਂ ਅੰਕੜਾ ਆਇਆ ਜਿਸ ਅਨੁਸਾਰ ਸ਼ੁਗਰ ਦੇ ਪੱਧਰ ਨੂੰ 100 mg/dl ਕਰ ਦਿੱਤਾ ਗਿਆ। 2010 ਵਿੱਚ ਕੁਝ ਹੋਰ ਮਾਪਦੰਡ ਜੋੜੇ ਗਏ – Fasting (ਖਾਲੀ ਪੇਟ), Post pradial (ਭੋਜਨ ਖਾਣ ਤੋ 2-ਘੰਟੇ ਬਾਅਦ) ਅਤੇ HbA1c. ਇਹ ਵਰਤਮਾਨ ਅੰਕੜੇ ਕਿੱਥੋਂ ਆਏ ਹਨ? ਕੀ ਕਦੇ ਤੁਸੀਂ ਡਾਕਟਰ ਨੂੰ ਇਸ ਬਾਰੇ ਪੁੱਛਿਆ ਹੈ?

ਕਿੰਝ ਪਤਾ ਲੱਗੇਗਾ ਕਿ ਕਿਸੇ ਵਿਅਕਤੀ ਨੂੰ ਸ਼ੂਗਰ ਰੋਗ ਹੈ?

ਇਸ ਦੀ ਜਾਂਚ ਕਰਨ ਦੇ ਦੋ ਤਰੀਕੇ ਹਨ। ਪਹਿਲਾਂ ਬਲੱਡ ਸ਼ੂਗਰ ਦੀ ਜਾਂਚ ਕਰਕੇ ਅਤੇ ਦੂਜਾ ਉਸ ਦੇ ਲੱਛਣਾਂ ਨੂੰ ਵੇਖ ਕੇ। ਬਲੱਡ ਸ਼ੂਗਰ ਦੀ ਜਾਂਚ ਸਿਰਫ਼ ਇੱਕ ਸੰਖਿਆ ਹੈ ਜਿਹੜੀ ਕੀ ਤੁਸੀਂ ਗਲੂਕੋਮੀਟਰ (glucometer) ਤੇ ਵੇਖ ਸਕਦੇ ਹੋ। ਲੱਛਣ ਵੀ ਉਨੇ ਹੀ ਮਹੱਤਵਪੂਰਨ ਹੈ, ਜਿਵੇਂ ਕਿ ਪਿਸ਼ਾਬ ਦਾ ਵਾਰ-ਵਾਰ ਆਉਣਾ, ਪਿਆਸ ਵੱਧ ਲੱਗਣਾ, ਸਰੀਰ ਦੇ ਭਾਰ ਦਾ ਅਚਾਨਕ ਵੱਧ ਜਾਂ ਘੱਟ ਜਾਣਾ, ਬਹੁਤ ਜ਼ਿਆਦਾ ਭੁੱਖ ਲੱਗਣਾ, ਨਜ਼ਰ ਦਾ ਧੁੰਦਲੀ ਹੋਣਾ, ਹੱਥਾਂ-ਪੈਰਾ ਵਿੱਚ ਸੁੰਨਪਣ, ਥਕਾਵਟ ਅਤੇ ਖ਼ੁਸ਼ਕੀ। ਸੋ, ਪਹਿਲਾ ਸੱਚ ਇਹ ਹੈ ਕਿ ਸਿਰਫ ਗਲੂਕੋਮੀਟਰ ਦੀ ਰੀਡਿੰਗ ਨੂੰ ਹੀ ਸ਼ੂਗਰ ਰੋਗ ਦੀ ਜਾਂਚ ਦਾ ਆਧਾਰ ਨਹੀਂ ਬਣਾਇਆ ਜਾਣਾ ਚਾਹੀਦਾ। ਜਿਸ ਤਰ੍ਹਾਂ ਇੱਕ ਜੁੱਤੀ ਹਰ ਕਿਸੇ ਦੇ ਪੈਰ ਵਿੱਚ ਪੂਰੀ ਨਹੀਂ ਆ ਸਕਦੀ, ਠੀਕ ਉਸੇ ਤਰ੍ਹਾਂ ਇੱਕ ਅੰਕੜਾ ਸਾਰਿਆਂ ਲਈ ਢੁੱਕਵਾਂ ਨਹੀਂ ਹੋ ਸਕਦਾ।

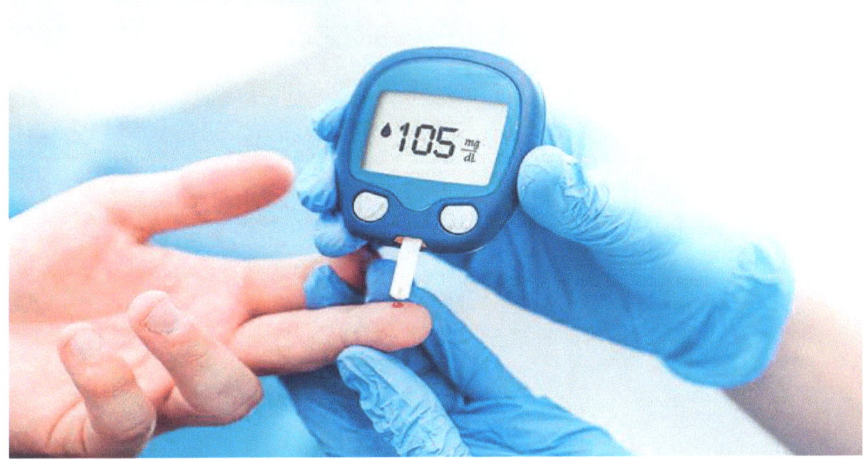

ਕੋਈ ਵੀ ਵਿਅਕਤੀ ਤੁਹਾਡੇ ਨਾਲੋਂ ਵੱਧ ਤੁਹਾਡੀ ਸਿਹਤ ਬਾਰੇ ਨਹੀਂ ਜਾਣ ਸਕਦਾ। ਨਾ ਕੋਈ ਮੋਨੀਟਰ, ਨਾ ਕੋਈ ਮਸ਼ੀਨ, ਨਾ ਡਾਕਟਰ। ਮੰਨ ਲਓ ਤੁਹਾਨੂੰ ਸਿਰ ਦਰਦ ਹੈ। ਤਾਂ ਕਿਹੜਾ MRI ਦੱਸੇਗਾ ਕਿ ਤੁਹਾਨੂੰ ਸਿਰ ਦਰਦ ਹੈ? ਤੁਸੀਂ ਆਪ ਹੀ ਕਹੋਗੇ ਕਿ ਤੁਹਾਡਾ ਸਿਰ ਦਰਦ ਹੈ। ਜੇ ਕੋਈ ਡਾਕਟਰ ਤੁਹਾਨੂੰ ਕਹੇ ਕਿ ਤੁਹਾਨੂੰ ਸਿਰ ਦਰਦ ਨਹੀਂ ਹੈ, ਪਰ ਤੁਸੀਂ ਕਹੋਗੇ ਕਿ ਹੈ। ਤਾਂ ਤੁਸੀਂ ਕਿਸ ਦੀ ਸੁਣੋਗੇ? ਸਪੱਸ਼ਟ ਹੈ ਆਪਣੀ। ਕੋਈ ਬੰਦਾ ਤੁਹਾਨੂੰ ਕੋਈ ਅੰਕੜਾਂ ਜਾਂ ਰੀਡਿੰਗ ਦੇ ਸਕਦਾ ਹੈ, ਪਰ ਉਹ ਅੰਕੜਾਂ ਜਾਂ ਰੀਡਿੰਗ ਗੁਮਰਾਹਕੁੰਨ ਹੋ ਸਕਦੀ ਹੈ। ਜੇਕਰ ਤੁਸੀਂ ਸਿਰਫ ਉਸ ਅੰਕੜੇ ਦੇ ਆਧਾਰ ਤੇ ਦਵਾਈ ਲੈਣੀ ਸ਼ੁਰੂ ਕਰ ਦਿੰਦੇ ਹੋ, ਤਾਂ ਤੁਸੀਂ ਪਹਿਲਾਂ ਹੀ ਬਿਮਾਰੀ ਦਾ ਰਸਤਾ ਚੁਣ ਲਿਆ ਹੈ।

6 ਮਾਰਚ 2018 ਨੂੰ ਅਮਰੀਕਨ ਕਾਲਜ ਆਫ ਫ਼ਿਜ਼ੀਸ਼ੀਅਨ (ACP) ਨੇ ਡਾਇਬੀਟੀਜ਼ ਲਈ ਨਵੇਂ ਦਿਸ਼ਾ-ਨਿਰਦੇਸ਼ ਜਾਰੀ ਕੀਤੇ। ਇਹ ਦਰਸਾਉਂਦਾ ਹੈ ਕਿ ਦਵਾਈ/ਇਨਸੁਲਿਨ ਨਾਲ ਸ਼ੂਗਰ ਨੂੰ ਕੰਟਰੋਲ ਕਰਨ ਦੀ ਕੋਸ਼ਿਸ਼ ਨਾਲ ਤੁਹਾਨੂੰ ਲੋੜੀਂਦਾ ਸ਼ੂਗਰ ਨੰਬਰ ਮਿਲ ਸਕਦਾ ਹੈ ਪਰ ਇਹ ਤੁਹਾਨੂੰ ਵਧੇਰੇ ਬਿਮਾਰ ਬਣਾ ਸਕਦਾ ਹੈ ਅਤੇ ਮੌਤ ਦੀ ਸੰਭਾਵਨਾ ਨੂੰ ਵਧਾ ਸਕਦਾ ਹੈ। ਅਮਰੀਕਨ ਕਾਲਜ ਆਫ ਫ਼ਿਜ਼ੀਸ਼ਨ ਦੇ ਚਾਰ ਨਿਰਦੇਸ਼ ਹੇਠ ਲਿਖੇ ਅਨੁਸਾਰ ਹਨ:

- **ਪਹਿਲੀ ਸੇਧ:** ਡਾਕਟਰਾਂ ਨੂੰ ਦਵਾਈਆਂ ਦੇ ਲਾਭਾਂ ਅਤੇ ਨੁਕਸਾਨਾਂ, ਮਰੀਜ਼ਾਂ ਦੀਆਂ ਤਰਜੀਹਾਂ, ਮਰੀਜ਼ਾਂ ਦੀ ਆਮ ਸਿਹਤ ਅਤੇ ਜੀਵਨ ਸੰਭਾਵਨਾ, ਇਲਾਜ ਦੇ ਬੋਝ, ਅਤੇ ਇਲਾਜ ਦੇ ਖਰਚਿਆਂ ਤੇ ਵਿਚਾਰ ਕਰਨ ਤੋਂ ਬਾਅਦ ਟਾਈਪ-2 ਸ਼ੂਗਰ ਵਾਲੇ ਮਰੀਜ਼ਾਂ ਵਿੱਚ ਸ਼ੂਗਰ ਦੇ ਪੱਧਰ ਦਾ ਨਿਯੰਤਰਣ ਕਰਨ ਲਈ ਟੀਚਿਆਂ ਨੂੰ ਵਿਅਕਤੀਗਤ ਬਣਾਉਣਾ ਚਾਹੀਦਾ ਹੈ।

ACCORD TRIAL

Group 1: HbA1C < 6%	Group 2: HbA1C < 8%
Blood Sugar (Calculated) <150 mg/dl <8.3 mmol/l	Blood Sugar (Calculated) <228 mg/dl <12.7 mmol/l
Outcome: 22% more deaths in Group 1 (Intensive medication)	

ਵਿਆਖਿਆ : ਇਹ ਦਿਸ਼ਾ ਨਿਰਦੇਸ਼ ਮਸ਼ਹੂਰ ACCORD Trial ਤੇ ਆਧਾਰਿਤ ਹੈ। ਇਸ ਟਰਾਇਲ ਵਿੱਚ ਵੇਖਿਆ ਗਿਆ ਕਿ ਸ਼ੂਗਰ ਨੂੰ ਦਵਾਈਆਂ ਰਾਹੀਂ ਕੰਟਰੋਲ ਕਰਨ ਦੀ ਕੋਸ਼ਿਸ਼ ਦਾ ਨਤੀਜਾ ਇਹ ਨਿਕਲਿਆ ਕਿ ਭਾਵੇਂ ਸ਼ੂਗਰ ਦੇ HbA1c ਨੂੰ 6% ਤੋਂ ਥੱਲੇ ਲਿਆਉਣ ਦਾ ਟੀਚਾ ਹਾਸਿਲ ਕਰ ਲਿਆ ਗਿਆ, ਪਰ ਇਸ ਦੀ ਕੀਮਤ ਸੀ, ਮੌਤ ਦੀ ਸੰਭਾਵਨਾ ਵਿੱਚ 22% ਵਾਧਾ। ਇਸ ਲਈ ਨਵੇਂ ਦਿਸ਼ਾ-ਨਿਰਦੇਸ਼ ਡਾਕਟਰਾਂ ਨੂੰ ਸ਼ੂਗਰ ਨੂੰ ਕੰਟਰੋਲ ਕਰਨ ਲਈ ਵਾਧੂ ਦਵਾਈਆਂ ਦੀ ਵਰਤੋਂ ਕਰਨ ਤੋਂ ਰੋਕਦੇ ਹਨ। ਇਸ ਤੋਂ ਸਾਨੂੰ ਇਹ ਸਬਕ ਮਿਲਦਾ ਹੈ ਕਿ ਵਾਧੂ ਸ਼ੂਗਰ ਤਾਂ ਮਾੜੀ ਹੈ, ਪਰ ਦਵਾਈਆਂ ਨਾਲ ਸ਼ੂਗਰ ਨੂੰ ਘੱਟ ਕਰਨ ਦੀ ਕੋਸ਼ਿਸ਼ ਕਰਨਾ ਹੋਰ ਵੀ ਮਾੜਾ ਹੋ ਸਕਦਾ ਹੈ।

➕ **ਦੂਜੀ ਸੇਧ** : ਡਾਕਟਰਾਂ ਨੂੰ ਟਾਈਪ-2 ਡਾਇਬੀਟੀਜ਼ ਦੇ ਜ਼ਿਆਦਾਤਰ ਮਰੀਜ਼ਾਂ ਵਿੱਚ HbA1c ਦਾ ਪੱਧਰ 7% ਤੋਂ ਲੈ ਕੇ 8% ਦੇ ਵਿੱਚ ਰੱਖਣ ਦਾ ਟੀਚਾ ਮਿੱਥਣਾ ਚਾਹੀਦਾ ਹੈ।

ਵਿਆਖਿਆ : ਉਪਰੋਕਤ ਦਿਸ਼ਾ-ਨਿਰਦੇਸ਼ UKPDS Trial ਅਤੇ VADT Trial ਤੇ ਆਧਾਰਿਤ ਹੈ ਜਿੱਥੇ ਇਹ ਵੇਖਿਆ ਗਿਆ ਹੈ ਕਿ ਤੀਬਰ ਦਵਾਈਆਂ ਦੇ ਰਾਹੀਂ HbA1c ਦਾ ਪੱਧਰ 6% ਤੋਂ ਘੱਟ ਰੱਖਣ ਦਾ ਟੀਚਾ ਹਾਸਿਲ ਕਰਨ ਦੀ ਕੋਸ਼ਿਸ਼ ਕਰਨ ਨਾਲੋਂ HbA1c ਦੀ ਟੀਚਾ 8% ਤੋਂ ਲੈ ਕੇ 8.4% ਤੱਕ ਰੱਖਣਾ ਮਰੀਜ਼ਾਂ ਲਈ ਜ਼ਿਆਦਾ ਲਾਹੇਵੰਦ ਹੈ।

➕ **ਤੀਜੀ ਸੇਧ** : ਡਾਕਟਰਾਂ ਨੂੰ ਉਨ੍ਹਾਂ ਮਰੀਜ਼ਾਂ ਵਿੱਚ ਦਵਾਈਆਂ ਘੱਟ ਕਰਨ ਬਾਰੇ ਵਿਚਾਰ ਕਰਨਾ ਚਾਹੀਦਾ ਹੈ, ਜਿਹੜੇ HbA1c ਦਾ ਪੱਧਰ 6.5% ਤੋਂ ਘੱਟ ਹਾਸਿਲ ਕਰ ਲੈਂਦੇ ਹਨ।

ਵਿਆਖਿਆ : 6.5% HbA1c ਦਾ ਅਰਥ ਹੈ 170 mg/dl or 9.4 mmol/lt ਇਸ ਦਾ ਮਤਲਬ ਜਦੋਂ ਤੁਹਾਡਾ ਔਸਤ ਬਲੱਡ ਸ਼ੂਗਰ 170 mg/dl or 9.4 mmol/lt ਤੋਂ ਥੱਲੇ ਆ ਜਾਵੇ ਤਾਂ ਡਾਇਬੀਟੀਜ਼ ਦੀ ਦਵਾਈ ਜਾਂ ਇਨਸੁਲੀਨ ਨੂੰ ਹੌਲੀ ਹੌਲੀ ਘਟਾਉਣਾ ਸ਼ੁਰੂ ਕਰ ਦੇਣਾ ਚਾਹੀਦਾ ਹੈ।

➕ **ਚੌਥੀ ਸੇਧ** : ਡਾਕਟਰਾਂ ਨੂੰ 80 ਸਾਲ ਤੋਂ ਵੱਧ ਉਮਰ ਦੇ ਮਰੀਜ਼ਾਂ ਵਿੱਚ, ਵਾਧੂ ਸ਼ੂਗਰ ਨਾਲ ਸਬੰਧਤ ਲੱਛਣਾਂ ਨੂੰ ਘਟਾਉਣ 'ਤੇ ਧਿਆਨ ਕੇਂਦ੍ਰਤ ਕਰਦੇ ਹੋਏ ਟਾਈਪ-2 ਡਾਇਬੀਟੀਜ਼ ਦਾ ਇਲਾਜ ਕਰਨਾ ਚਾਹੀਦਾ ਹੈ। HbA1c ਦੇ ਪੱਧਰ ਨੂੰ ਨਿਸ਼ਾਨਾ ਬਣਾਉਣ ਤੋਂ ਬਚਣਾ ਚਾਹੀਦਾ ਹੈ। ਇਹ ਇਸ ਲਈ ਹੈ ਕਿਉਂਕਿ ਦਵਾਈਆਂ ਰਾਹੀਂ ਸ਼ੂਗਰ ਦੇ ਨਿਯੰਤਰਣ ਕਰਨ ਦੇ ਨੁਕਸਾਨ ਇਸ ਸ਼੍ਰੇਣੀ ਵਿੱਚ ਲਾਭਾਂ ਨਾਲੋਂ ਵੱਧ ਹੋ ਸਕਦੇ ਹਨ।

VADT TRIAL

Group 1: HbA1C < 6.9%	Group 2: HbA1C < 8.4%
Blood Sugar (Calculated) <185 mg/dl <10 mmol/l	Blood Sugar (Calculated) <244 mg/dl <13.5 mmol/l
Outcome in Group 1 (intensive medication): More Hypoglycemic episodes More breathing difficulties More impaired consciousness	

ਵਿਆਖਿਆ : ਇਹ ਦਿਸ਼ਾ-ਨਿਰਦੇਸ਼ VADT Trial ਤੇ ਆਧਾਰਿਤ ਹੈ ਜਿਸ ਵਿੱਚ ਇਹ ਵੇਖਿਆ ਗਿਆ ਹੈ ਕਿ 60 ਸਾਲ ਤੋਂ ਵੱਧ ਦੇ ਮਰੀਜ਼ਾਂ ਵਿੱਚ, ਖ਼ਾਸ ਕਰ ਕੇ ਗੰਭੀਰ ਬਿਮਾਰੀਆਂ ਜਿਵੇਂ ਕਿ (ਦਿਲ ਦੀਆਂ ਬਿਮਾਰੀਆਂ, ਕੈਂਸਰ ਅਤੇ ਦਿਮਾਗੀ ਕਮਜ਼ੋਰੀ) ਦੇ ਮਰੀਜ਼ਾਂ ਵਿੱਚ ਦਵਾਈਆਂ ਜਾਂ ਇਨਸੁਲੀਨ ਰਾਹੀਂ ਸ਼ੂਗਰ ਕੰਟਰੋਲ ਕਰਨ ਦੀ ਕੋਸ਼ਿਸ਼ ਦੇ ਗੰਭੀਰ ਦੁਸ਼ਪ੍ਰਭਾਵ ਸਾਹਮਣੇ ਆਉਂਦੇ ਹਨ ਅਤੇ ਮੌਤ ਦਾ ਖਤਰਾ ਵੀ ਵੱਧ ਜਾਂਦਾ ਹੈ। ਇਸ ਲਈ 60 ਸਾਲ ਤੋਂ ਉਪਰ ਦੇ ਮਰੀਜ਼ਾਂ ਨੂੰ ਦਵਾਈ/ਇਨਸੁਲੀਨ ਉਦੋਂ ਹੀ ਦਿੱਤੀ ਜਾਣੀ ਚਾਹੀਦੀ ਹੈ ਜਦੋਂ ਇਸ ਨਾਲ ਉਨ੍ਹਾਂ ਵਿੱਚ ਵਾਰ-ਵਾਰ ਪਿਸ਼ਾਬ ਆਉਣ, ਜਾਂ ਥਕਾਵਟ ਵਰਗੇ ਲੱਛਣਾਂ ਵਿੱਚ ਆਰਾਮ ਮਹਿਸੂਸ ਹੋਵੇ।

ਡਾਇਬੀਟੀਜ਼ ਦੀ ਦਵਾਈ ਕੀ ਕਰਦੀ ਹੈ?

ਜਦੋਂ ਵੀ ਤੁਸੀਂ ਸ਼ੂਗਰ ਦੀ ਦਵਾਈ ਲੈਂਦੇ ਹੋ। ਸ਼ੂਗਰ ਨਾਰਮਲ ਹੋ ਜਾਂਦੀ ਹੈ ਅਤੇ ਸਰੀਰ ਦੇ ਕਿਸੇ ਭਾਗ ਵਿੱਚ ਲੁਕ ਜਾਂਦੀ ਹੈ। ਸ਼ੂਗਰ ਖੂਨ ਵਿੱਚੋਂ ਤਾਂ ਗਾਇਬ ਹੋ ਜਾਂਦੀ ਹੈ ਪਰ ਇਹ ਪੱਥਰੀ, ਟਿਉਮਰ ਜਾਂ ਕੈਂਸਰ ਦਾ ਰੂਪ ਲੈ ਕੇ ਸਰੀਰ ਦੇ ਕਿਸੇ ਦੂਜੇ ਭਾਗ ਵਿੱਚ ਇਕੱਠੀ ਹੋ ਜਾਂਦੀ ਹੈ ਜਾਂ ਧਮਨੀਆਂ ਦੇ ਵਿੱਚ ਜਮਾਂ ਹੋ ਜਾਂਦੀ ਹੈ ਅਤੇ ਹਾਈ ਬਲੱਡ ਪ੍ਰੈਸ਼ਰ ਦਾ ਕਾਰਨ ਬਣਦੀ ਹੈ। ਗਲੂਕੋਮੀਟਰ ਦੀ ਰੀਡਿੰਗ ਘੱਟ ਜਾਂਦੀ ਹੈ ਪਰ ਯਾਦ ਰਹੇ ਇਹ ਸ਼ੂਗਰ ਸਰੀਰ ਦੇ ਕਿਸੇ ਹੋਰ ਭਾਗ ਵਿੱਚ ਜਮਾਂ ਹੋ ਜਾਂਦੀ ਹੈ। ਕੁਝ ਲੋਕਾਂ ਵਿੱਚ ਇਹ ਜੋੜਾਂ ਦੇ ਵਿੱਚ ਲੁਕ ਜਾਂਦੀ ਹੈ ਜਿਸ ਕਾਰਨ ਗਠੀਆ ਜਾਂ ਜੋੜਾਂ ਵਿੱਚ ਦਰਦ ਦਾ ਕਾਰਨ ਬਣਦੀ ਹੈ। ਕੀ ਤੁਸੀਂ ਸ਼ੂਗਰ ਦੇ ਪੱਧਰ ਨੂੰ ਘਟਾਉਣ ਦੇ ਬਦਲੇ 'ਚ ਹੋਰ ਬਿਮਾਰੀਆਂ ਦਾ ਮਰੀਜ਼ ਬਣਨਾ ਚਾਹੋਗੇ?

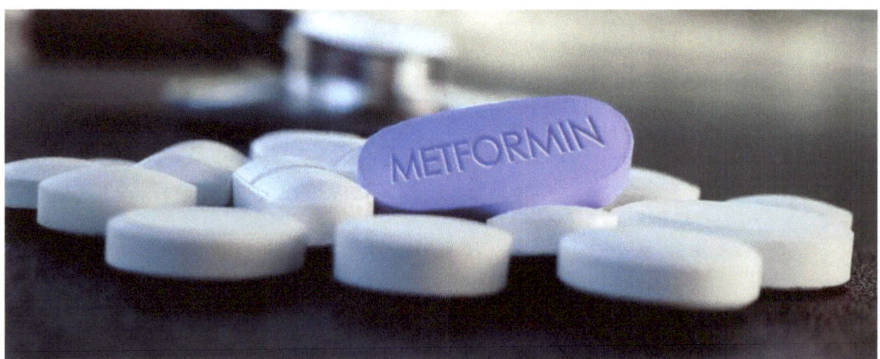

ਜਦੋਂ ਵੀ ਤੁਹਾਨੂੰ ਗਠੀਆ, ਜੋੜਾਂ ਵਿੱਚ ਦਰਦ ਜਾਂ ਹਾਈ ਬਲੱਡ ਪ੍ਰੈਸ਼ਰ ਹੁੰਦਾ ਹੈ ਤਾਂ ਤੁਸੀਂ ਡਾਕਟਰ ਕੋਲ ਭੱਜਦੇ ਹੋ। ਪਰ ਡਾਕਟਰ ਤੁਹਾਨੂੰ ਕਦੇ ਨਹੀਂ ਦੱਸੇਗਾ ਕਿ ਇਸ ਦਾ ਕਾਰਨ ਸ਼ੂਗਰ ਦੀ ਦਵਾਈ ਹੈ ਬਲਕਿ ਉਹ ਇਨ੍ਹਾਂ ਲੱਛਣਾਂ ਨੂੰ ਦਬਾਉਣ ਵਾਸਤੇ ਤੁਹਾਨੂੰ ਇੱਕ ਹੋਰ ਦਵਾਈ ਦੇ ਦੇਵੇਗਾ। ਸਮਝਣ ਦੀ ਕੋਸ਼ਿਸ਼ ਕਰੋ। ਸ਼ੂਗਰ ਦੀ ਦਵਾਈ ਸਿਰਫ਼ ਅੰਕੜਿਆਂ ਨੂੰ ਘੱਟ ਕਰਦੀ ਹੈ ਬਿਮਾਰੀ ਨੂੰ ਨਹੀਂ। ਇਹ ਸਰੀਰ ਦੇ ਵਿੱਚੋਂ ਵਾਧੂ ਸ਼ੂਗਰ ਨੂੰ ਬਾਹਰ ਨਹੀਂ ਕੱਢਦੀ। ਵਾਧੂ ਸ਼ੂਗਰ ਸਰੀਰ ਦੇ ਵਿੱਚ ਹੀ ਰਹਿੰਦੀ ਹੈ।

ਸਾਤਵਿਕ ਖ਼ੁਰਾਕ ਕਿਵੇਂ ਕੰਮ ਕਰਦੀ ਹੈ?

ਜਦੋਂ ਵੀ ਤੁਸੀਂ ਭੋਜਨ ਖਾਂਦੇ ਹੋ ਤੁਹਾਡਾ ਮਿਹਦਾ ਇਨਕ੍ਰੀਟਿਨ (incretin) ਨਾਮ ਦੇ ਇੱਕ ਹਾਰਮੋਨ ਨੂੰ ਪੈਦਾ ਕਰਦਾ ਹੈ। ਇਹ ਜੋ ਇਨਕ੍ਰੀਟਿਨ ਹਾਰਮੋਨ ਹੈ, ਇਹ ਟ੍ਰੈਫ਼ਿਕ ਪੁਲਿਸ ਵਾਂਗੂ ਕੰਮ ਕਰਦਾ ਹੈ। ਸਾਡੇ ਭੋਜਨ ਵਿੱਚ ਕੁਝ ਜੀਵਤ ਅਨਜਾਈਮ (enzymes) ਸ਼ਾਮਿਲ ਹਨ ਜਿਹੜੇ ਡਰਾਈਵਰ ਦੇ ਰੂਪ ਵਿੱਚ ਕਾਰਜ ਕਰਦੇ ਹਨ। ਇਹ ਅਨਜਾਈਮ, ਇਨਕ੍ਰੀਟਿਨ ਹਾਰਮੋਨ ਦੇ ਸੰਕੇਤਾਂ ਨੂੰ ਸਮਝ ਕੇ ਇਹ ਫ਼ੈਸਲਾ ਲੈਂਦੇ ਹਨ ਕਿ ਭੋਜਨ ਕਿੱਥੇ ਦਾਖਲ ਹੋਣਾ ਚਾਹੀਦਾ ਹੈ - ਖੂਨ, ਜਿਗਰ ਜਾਂ ਆਂਤ। ਡੱਬਾ-ਬੰਦ ਭੋਜਨ ਵਿੱਚ ਬਹੁਤ ਸਾਰੇ ਪੌਸ਼ਟਿਕ ਤੱਤ ਹੁੰਦੇ ਹਨ, ਪਰ ਉਹ ਜਿਉਂਦੇ ਅਨਜਾਈਮ ਤੋਂ ਰਹਿਤ ਹੁੰਦੇ ਹਨ। ਅਸੀਂ ਭੋਜਨ ਨੂੰ ਪਕਾ ਕੇ ਤਲ ਕੇ ਭੁੰਨ ਕੇ ਕੀ ਕਰਦੇ ਹਾਂ, ਉਸ ਵਿਚਲੇ ਇਨ੍ਹਾਂ ਡਰਾਈਵਰ ਅਨਜਾਈਮ ਨੂੰ ਮਾਰ ਦਿੰਦੇ ਹਾਂ। ਜਿਸ ਤਰ੍ਹਾਂ ਸੜਕ ਉੱਤੇ ਡਰਾਈਵਰ ਤੋਂ ਬਿਨਾਂ ਕਾਰ ਬਹੁਤ ਖ਼ਤਰਨਾਕ ਹੋ ਸਕਦੀ ਹੈ, ਠੀਕ ਉਸੇ ਤਰ੍ਹਾਂ ਬਿਨਾਂ ਡਰਾਈਵਰ ਤੋਂ ਭੋਜਨ ਵੀ ਸਾਡੇ ਸਰੀਰ ਲਈ ਬਹੁਤ ਖ਼ਤਰਨਾਕ ਹੋ ਸਕਦਾ ਹੈ। ਇਸ ਲਈ ਕੋਈ ਵੀ ਭੋਜਨ ਖਾਣ ਤੋਂ ਪਹਿਲਾਂ ਇਹ ਜਾਂਚ ਕਰੋ ਕਿ ਇਸ ਵਿੱਚ ਪਾਚਕ ਤੱਤਾਂ ਦੇ ਰੂਪ ਵਿੱਚ ਡਰਾਈਵਰ ਮੌਜੂਦ ਹਨ ਜਾਂ ਨਹੀਂ। ਜੇਕਰ ਇਹ ਪਾਚਕ ਤੱਤ ਮੌਜੂਦ ਹਨ ਤਾਂ ਤੁਹਾਨੂੰ ਸ਼ੂਗਰ ਜਾਂ ਬਲੱਡ ਪ੍ਰੈਸ਼ਰ ਦੀ ਚਿੰਤਾ ਕਰਨ ਦੀ ਕੋਈ ਲੋੜ ਨਹੀਂ ਅਤੇ ਜੇਕਰ ਭੋਜਨ ਵਿੱਚੋਂ ਡਰਾਈਵਰ ਗਾਇਬ ਹੈ ਤਾਂ ਫਿਰ ਕੋਈ ਵੀ ਚਿੰਤਾ ਤੁਹਾਡਾ ਭਲਾ ਨਹੀਂ ਕਰ ਸਕਦੀ।

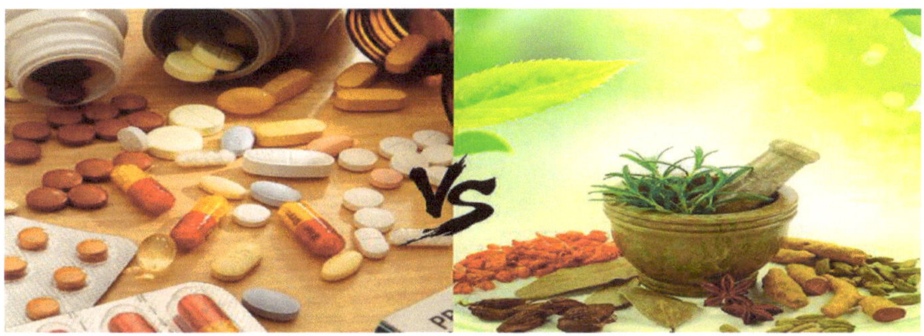

ਜਦੋਂ ਸਾਡੇ ਸਰੀਰ ਵਿੱਚ ਸਾਤਵਿਕ ਭੋਜਨ ਜਾਂਦਾ ਹੈ, ਇਹ ਸਰੀਰ ਦਾ ਵਿਸ਼ਲੇਸ਼ਣ ਕਰਦਾ ਹੈ। ਜੇਕਰ ਸਰੀਰ ਵਿੱਚ ਸ਼ੂਗਰ ਦੀ ਮਾਤਰਾ ਵੱਧ ਹੈ ਤਾਂ ਭੋਜਨ ਇਸ ਨੂੰ ਖੂਨ ਵਿੱਚ ਨਹੀਂ ਰਲਾਏਗਾ, ਸਗੋਂ ਜਿਗਰ ਜਾਂ ਛੋਟੀ ਆਂਤ ਵਿੱਚ ਭੇਜ ਦੇਵੇਗਾ ਜਾਂ ਵੱਡੀ ਆਂਤ ਰਾਹੀਂ ਬਾਹਰ ਕੱਢ ਦੇਵੇਗਾ। ਜਦੋਂ ਸਰੀਰ ਵਿੱਚ ਸ਼ੂਗਰ ਦਾ ਪੱਧਰ ਨਾਰਮਲ ਜਾਂ ਇਸ ਤੋਂ ਘੱਟ ਜਾਵੇਗਾ ਤਾਂ ਜਮ੍ਹਾਂ ਹੋਈ ਸ਼ੂਗਰ ਬੂੰਦ-ਬੂੰਦ ਕਰਕੇ ਖੂਨ ਵਿੱਚ ਰਲਦੀ ਜਾਵੇਗੀ। ਇਹ ਤੁਹਾਡੇ ਖੂਨ ਦੇ ਹੋਮਿਊਸਟੇਸਿਸ (homeostasis) ਨੂੰ ਖ਼ਰਾਬ ਨਹੀਂ ਕਰਦਾ। ਤੁਸੀਂ ਕਿੰਨੇ ਵੀ ਬਿਮਾਰ ਕਿਉਂ ਨਾ ਹੋਵੇ ਅਤੇ ਲੰਮੇ ਸਮੇਂ ਤੋਂ ਦਵਾਈਆਂ ਕਿਉਂ ਨਾ ਲੈ ਰਹੇ ਹੋਵੇ, ਜੇਕਰ ਤੁਸੀਂ ਸਾਤਵਿਕ ਭੋਜਨ ਖਾਣਾ ਸ਼ੁਰੂ ਕਰ ਦਿੰਦੇ ਹੋ ਤਾਂ ਤੁਹਾਡਾ ਬਲੱਡ ਪ੍ਰੈਸ਼ਰ, ਬਲੱਡ ਸ਼ੂਗਰ, ਕਲਸਟ੍ਰੋਲ ਹੌਲੀ-ਹੌਲੀ ਨਾਰਮਲ ਹੋਣੇ ਸ਼ੁਰੂ ਹੋ ਜਾਣਗੇ ਅਤੇ ਤੁਹਾਨੂੰ ਦਵਾਈ ਦੀ ਖ਼ੁਰਾਕ ਘਟਾਉਣੀ ਪਵੇਗੀ ਅਤੇ ਅੰਤ ਵਿੱਚ ਬੰਦ ਕਰਨੀ ਪਵੇਗੀ।

ਨਾਸ਼ਤਾ: ਇਹ ਸਵੇਰੇ 6 ਵਜੇ ਤੋਂ 12 ਵਜੇ ਦੇ ਵਿੱਚ-ਵਿੱਚ ਹੋ ਜਾਣਾ ਚਾਹੀਦਾ ਹੈ। ਇਸ ਵਿੱਚ ਕੋਈ ਤਿੰਨ-ਚਾਰ ਤਰ੍ਹਾਂ ਦੇ ਫਲ, ਜਿਵੇਂ ਕਿ ਅੰਬ, ਪਪੀਤਾ, ਕੇਲਾ, ਸੇਬ, ਨਾਸ਼ਪਤੀ, ਸੰਤਰਾ, ਕੀਵੀ, ਅਨਾਨਾਸ, ਤਰਬੂਜ਼ ਜਾਂ ਖਰਬੂਜਾ ਆਦਿ ਸ਼ਾਮਿਲ ਹੋਣੇ ਚਾਹੀਦੇ ਹਨ। ਫਲਾਂ ਦੀ ਮਾਤਰਾ ਦਿੱਤੇ ਗਏ ਫਾਰਮੂਲੇ ਅਨੁਸਾਰ ਨਿਰਧਾਰਿਤ ਕੀਤੀ ਜਾ ਸਕਦੀ ਹੈ:

ਸਰੀਰ ਦਾ ਭਾਰ x 10 =.......... (ਗ੍ਰਾਮ)

ਉਦਾਹਰਣ ਲਈ ਜੇਕਰ ਤੁਹਾਡੇ ਸਰੀਰ ਦਾ ਭਾਰ 70 ਕਿੱਲੋ ਹੈ ਤਾਂ ਤੁਹਾਨੂੰ 70 x 10 = 700 ਗ੍ਰਾਮ ਫਲਾਂ ਦੀ ਲੋੜ ਹੋਵੇਗੀ। ਇਹ 700 ਗ੍ਰਾਮ ਘੱਟੋ-ਘੱਟ ਮਾਤਰਾ ਹੈ ਜਿਸ ਦਾ ਸੇਵਨ ਤੁਹਾਨੂੰ 12 ਵਜੇ ਤੋਂ ਪਹਿਲਾਂ ਕਰ ਲੈਣਾ ਚਾਹੀਦਾ ਹੈ। ਤੁਸੀਂ 700 ਗ੍ਰਾਮ ਤੋਂ ਜ਼ਿਆਦਾ ਵੀ ਖਾ ਸਕਦੇ ਹੋ। ਜੇਕਰ 700 ਗ੍ਰਾਮ ਤੋਂ ਜ਼ਿਆਦਾ ਖਾਓਗੇ ਤਾਂ ਉਹ ਫ਼ਾਇਦੇਮੰਦ ਹੀ ਹੋਵੇਗਾ।

ਦੁਪਹਿਰ ਦਾ ਭੋਜਨ : ਇਹ 12 ਵਜੇ ਤੋਂ 2 ਵਜੇ ਦੇ ਵਿੱਚ ਹੋਣਾ ਚਾਹੀਦਾ ਹੈ। ਇਹ 2 ਪਲੇਟਾਂ ਵਿੱਚ ਕੀਤਾ ਜਾਣਾ ਚਾਹੀਦਾ ਹੈ।

ਪਲੇਟ 1 ਵਿੱਚ ਤਿੰਨ-ਚਾਰ ਤਰ੍ਹਾਂ ਦੀਆਂ ਕੱਚੀਆਂ ਜਾਂ ਭਾਫ ਦਿੱਤੀਆਂ ਹੋਈਆਂ ਸਬਜ਼ੀਆਂ ਜਿਵੇਂ ਕਿ ਗਾਜਰ, ਖੀਰਾ, ਟਮਾਟਰ, ਮੂਲੀ, ਬੰਦ ਗੋਭੀ ਆਦਿ ਸ਼ਾਮਿਲ ਹੋਣੇ ਚਾਹੀਦੇ ਹਨ। ਕੱਚੀਆਂ ਜਾਂ ਭਾਫ ਦਿੱਤੀਆਂ ਹੋਈਆਂ ਸਬਜ਼ੀਆਂ ਦੀ ਮਾਤਰਾ ਦਿੱਤੇ ਗਏ ਫਾਰਮੂਲੇ ਅਨੁਸਾਰ ਨਿਰਧਾਰਿਤ ਕੀਤੀ ਜਾ ਸਕਦੀ ਹੈ।

ਸਰੀਰ ਦਾ ਭਾਰ x 5 = ... (ਗ੍ਰਾਮ)

ਉਦਾਹਰਣ ਦੇ ਤੌਰ ਤੇ ਜੇਕਰ ਤੁਹਾਡਾ ਭਾਰ 70 ਕਿੱਲੋ ਹੈ ਤਾਂ ਤੁਹਾਨੂੰ 70 x 5 = 350 ਗ੍ਰਾਮ ਸਲਾਦ ਦੀ ਲੋੜ ਹੋਵੇਗੀ। 350 ਗ੍ਰਾਮ ਘੱਟੋ-ਘੱਟ ਮਾਤਰਾ ਹੈ ਜਿਸ ਦਾ ਤੁਸੀਂ ਸੇਵਨ ਕਰ ਸਕਦੇ ਹੋ। ਤੁਸੀਂ 350 ਗ੍ਰਾਮ ਤੋਂ ਵੱਧ ਵੀ ਖਾ ਸਕਦੇ ਹੋ।

ਪਲੇਟ 2 ਵਿੱਚ ਘਰ ਦਾ ਪੱਕਿਆ ਹੋਇਆ ਸ਼ਾਕਾਹਾਰੀ ਭੋਜਨ (ਰੋਟੀ ਸਬਜ਼ੀ ਜਾਂ ਦਾਲ ਚਾਵਲ) ਹੋਣਾ ਚਾਹੀਦਾ ਹੈ। ਪਹਿਲਾਂ ਪਲੇਟ 1 ਦਾ ਸੇਵਨ ਕਰ ਲਵੋ। ਪਲੇਟ 1 ਦਾ ਸੇਵਨ ਕਰਨ ਤੋਂ ਬਾਅਦ 5 ਮਿੰਟ ਇੰਤਜ਼ਾਰ ਕਰੋ ਅਤੇ ਫਿਰ ਪਲੇਟ 2 ਦਾ ਸੇਵਨ ਕਰਨਾ ਸ਼ੁਰੂ ਕਰੋ। ਪਲੇਟ 2 ਦੇ ਵਿੱਚ ਭੁੱਖ ਅਨੁਸਾਰ ਭੋਜਨ ਦਾ ਸੇਵਨ ਕਰੋ। ਪਲੇਟ 2 ਵਿੱਚੋਂ ਭੁੱਖ ਤੋਂ ਵੱਧ ਭੋਜਨ ਦਾ ਸੇਵਨ ਨਹੀਂ ਕਰਨਾ।

ਸ਼ਾਮ ਦਾ ਭੋਜਨ: ਸ਼ਾਮ ਨੂੰ ਹੇਠ ਦਿੱਤੇ ਭੋਜਨ ਵਿੱਚੋਂ ਕਿਸੇ ਵੀ ਚੀਜ਼ ਦਾ ਸੇਵਨ ਕਰ ਸਕਦੇ ਹੋ:

- ਨਾਰੀਅਲ ਪਾਣੀ: ਇੱਕ ਗਲਾਸ (ਤਾਜ਼ਾ)
- ਸਾਤਵਿਕ ਚਾਹ: ਇੱਕ ਕੱਪ
- ਫਲ਼: ਲੋੜ ਅਨੁਸਾਰ
- ਪੁੰਗਰੀਆਂ ਹੋਈਆਂ ਦਾਲਾਂ: ਅੰਦਾਜ਼ਨ 50 ਗ੍ਰਾਮ
- ਮੇਵੇ: ਲੋੜ ਅਨੁਸਾਰ (ਸੇਵਨ ਕਰਨ ਤੋਂ ਪਹਿਲਾਂ ਕੁਝ ਘੰਟੇ ਭਿਓ ਲਵੋ)
- ਸਬਜ਼ੀਆਂ ਦਾ ਸੂਪ: ਇੱਕ ਕੋਲੀ
- ਸਬਜ਼ੀਆਂ ਦਾ ਜੂਸ: ਇੱਕ ਗਲਾਸ
- ਫਲਾਂ ਦਾ ਜੂਸ: ਇੱਕ ਗਲਾਸ
- ਨਾਰੀਅਲ ਗਿਰੀ: ਲੋੜ ਅਨੁਸਾਰ
- ਖਜੂਰਾਂ: ਤਿੰਨ ਤੋਂ ਪੰਜ

ਰਾਤ ਦਾ ਭੋਜਨ: ਇਹ ਸ਼ਾਮ 6 ਵਜੇ ਤੋਂ ਲੈ ਕੇ 8 ਵਜੇ ਦੇ ਵਿੱਚ ਹੋਣਾ ਚਾਹੀਦਾ ਹੈ। ਇਹ ਦੋ ਪਲੇਟਾ ਵਿੱਚ ਹੋਣਾ ਚਾਹੀਦਾ ਹੈ।

ਪਲੇਟ 1 ਵਿੱਚ ਤਿੰਨ-ਚਾਰ ਤਰ੍ਹਾਂ ਦੀਆਂ ਕੱਚੀਆਂ ਜਾਂ ਭਾਫ ਦਿੱਤੀਆਂ ਹੋਈਆਂ ਸਬਜ਼ੀਆਂ ਜਿਵੇਂ ਕਿ ਗਾਜਰ, ਖੀਰਾ, ਟਮਾਟਰ, ਮੂਲੀ, ਬੰਦ ਗੋਭੀ ਆਦਿ ਸ਼ਾਮਿਲ ਹੋਣੇ ਚਾਹੀਦੇ ਹਨ। ਕੱਚੀਆਂ ਜਾਂ ਭਾਫ ਦਿੱਤੀਆਂ ਹੋਈਆਂ ਸਬਜ਼ੀਆਂ ਦੀ ਮਾਤਰਾ ਦਿੱਤੇ ਗਏ ਫਾਰਮੂਲੇ ਅਨੁਸਾਰ ਨਿਰਧਾਰਿਤ ਕੀਤੀ ਜਾ ਸਕਦੀ ਹੈ।

ਸਰੀਰ ਦਾ ਭਾਰ x 5 = ... (ਗ੍ਰਾਮ)

ਉਦਾਹਰਨ ਦੇ ਤੌਰ ਤੇ ਜੇਕਰ ਤੁਹਾਡਾ ਭਾਰ 70 ਕਿੱਲੋ ਹੈ ਤਾਂ ਤੁਹਾਨੂੰ 70 x 5 = 350 ਗ੍ਰਾਮ ਸਲਾਦ ਦੀ ਲੋੜ ਹੋਵੇਗੀ। 350 ਗ੍ਰਾਮ ਘੱਟੋ-ਘੱਟ ਮਾਤਰਾ ਹੈ ਜਿਸ ਦਾ ਤੁਸੀ ਸੇਵਨ ਕਰ ਸਕਦੇ ਹੋ। ਤੁਸੀਂ 350 ਗ੍ਰਾਮ ਤੋਂ ਵੱਧ ਵੀ ਖਾ ਸਕਦੇ ਹੋ।

ਪਲੇਟ 2 ਵਿੱਚ ਘਰ ਦਾ ਪੱਕਿਆ ਹੋਇਆ ਸ਼ਾਕਾਹਾਰੀ ਭੋਜਨ (ਰੋਟੀ ਸਬਜ਼ੀ ਜਾਂ ਦਾਲ ਚਾਵਲ) ਹੋਣਾ ਚਾਹੀਦਾ ਹੈ। ਪਹਿਲਾਂ ਪਲੇਟ 1 ਦਾ ਸੇਵਨ ਕਰ ਲਵੋ। ਪਲੇਟ 1 ਦਾ ਸੇਵਨ ਕਰਨ ਤੋਂ ਬਾਅਦ 5 ਮਿੰਟ ਇੰਤਜ਼ਾਰ ਕਰੋ ਅਤੇ ਫਿਰ ਪਲੇਟ 2 ਦਾ ਸੇਵਨ ਕਰਨਾ ਸ਼ੁਰੂ ਕਰੋ। ਪਲੇਟ 2 ਦੇ ਵਿੱਚ ਭੁੱਖ ਅਨੁਸਾਰ ਭੋਜਨ ਦਾ ਸੇਵਨ ਕਰੋ। ਪਲੇਟ 2 ਵਿੱਚੋਂ ਭੁੱਖ ਤੋਂ ਵੱਧ ਭੋਜਨ ਦਾ ਸੇਵਨ ਨਹੀਂ ਕਰਨਾ। ਰਾਤ ਦੇ ਭੋਜਨ ਦਾ ਸੇਵਨ 8 ਵਜੇ ਤੋਂ ਪਹਿਲਾਂ ਪਹਿਲਾਂ ਹੋ ਜਾਵੇ। ਉਸ ਤੋਂ ਬਾਅਦ ਘੱਟੋ-ਘੱਟ 15 ਮਿੰਟ ਸੈਰ ਕਰੋ।

ਸਾਵਧਾਨੀਆਂ: ਸਾਤਵਿਕ ਭੋਜਨ ਰਾਹੀਂ ਕੁਦਰਤੀ ਢੰਗ ਨਾਲ ਸਰੀਰ ਨੂੰ ਨਿਰੋਗ ਕਰਨ ਲਈ ਹੇਠ ਲਿਖੀਆਂ ਸਾਵਧਾਨੀਆਂ ਦਾ ਪਾਲਣ ਕਰਨਾ ਜ਼ਰੂਰੀ ਹੈ।

- ਬਿਸਕੁਟ, ਚਿਪਸ, ਨਮਕੀਨ ਆਦਿ ਡੱਬਾ-ਬੰਦ ਭੋਜਨ ਦਾ ਸੇਵਨ ਨਹੀਂ ਕਰਨਾ।
- ਸਮੋਸਾ, ਬਰਗਰ, ਪੀਜ਼ਾ ਆਦਿ ਤਲੇ ਹੋਏ ਮੈਦੇ ਵਾਲੇ ਭੋਜਨ ਦਾ ਸੇਵਨ ਨਹੀਂ ਕਰਨਾ।
- ਮਾਸਾਹਾਰੀ ਭੋਜਨ ਜਿਵੇਂ ਮੀਟ, ਮੱਛੀ, ਅੰਡੇ ਆਦਿ ਦਾ ਸੇਵਨ ਨਹੀਂ ਕਰਨਾ।
- ਦੁੱਧ ਅਤੇ ਉਸ ਤੋਂ ਬਣੇ ਮੱਖਣ, ਘਿਓ, ਪਨੀਰ ਆਦਿ ਦਾ ਸੇਵਨ ਨਹੀਂ ਕਰਨਾ।
- ਮਲਟੀਵਿਟਾਮਿਨਜ਼ ਅਤੇ ਪ੍ਰੋਟੀਨ ਸਪਲੀਮੈਂਟਸ ਆਦਿ ਦਾ ਸੇਵਨ ਵੀ ਨਹੀਂ ਕਰਨਾ।
- ਸਿਗਰਟ, ਸ਼ਰਾਬ ਜਾਂ ਹੋਰ ਕਿਸੇ ਤਰ੍ਹਾਂ ਦਾ ਨਸ਼ਾ ਵੀ ਵਰਜਿਤ ਹੈ।
- ਚਾਹ ਅਤੇ ਕੌਫੀ ਦਾ ਵੀ ਸੇਵਨ ਨਹੀਂ ਕਰਨਾ।

ਨੋਟ:

ਡਾਇਬੀਟੀਜ਼ ਟਾਈਪ-2 ਦੀ ਇਹ ਖੁਰਾਕ ਉਨ੍ਹਾਂ ਲਈ ਲਾਹੇਵੰਦ ਹੈ ਜਿਨ੍ਹਾਂ ਦੀ ਉਮਰ 45 ਸਾਲ ਤੋਂ ਘੱਟ ਹੈ ਅਤੇ ਜਿਹੜੇ ਕੇਵਲ ਇੱਕੋ ਹੀ ਬਿਮਾਰੀ (ਡਾਇਬੀਟੀਜ਼ ਟਾਈਪ-2 ਦੇ ਰੋਗੀ ਹਨ ਅਤੇ ਕੇਵਲ ਸ਼ੂਗਰ ਨੂੰ ਹੀ ਕੰਟਰੋਲ ਕਰਨ ਲਈ ਦਵਾਈਆਂ ਲੈ ਰਹੇ ਹਨ। ਜੇਕਰ ਤੁਹਾਨੂੰ ਕਈ ਤਰ੍ਹਾਂ ਦੀਆਂ ਬਿਮਾਰੀਆਂ ਹਨ ਜਾਂ ਤੁਹਾਡੀ ਉਮਰ 45 ਤੋਂ ਵੱਧ ਹੈ ਜਾਂ ਤੁਸੀਂ ਕਈ ਤਰ੍ਹਾਂ ਦੀਆਂ ਦਵਾਈਆਂ ਲੈ ਰਹੇ ਹੋ, ਤਾਂ ਇਹ ਖੁਰਾਕ ਤੁਹਾਨੂੰ ਆਪਣੇ ਭਰੋਸੇਯੋਗ ਮੈਡੀਕਲ ਮਾਹਿਰ ਦੀ ਦੇਖ ਰੇਖ ਹੇਠ ਲੈਣ ਦੀ ਸਲਾਹ ਦਿੱਤੀ ਜਾਂਦੀ ਹੈ।

ਜਦੋਂ ਤੁਸੀਂ ਇਸ ਖੁਰਾਕ ਤੇ ਹੋਵੋਗੇ ਤਾਂ ਤੁਹਾਡੀ ਵਾਧੂ ਸ਼ੂਗਰ ਹੌਲੀ-ਹੌਲੀ ਘੱਟ ਜਾਵੇਗੀ ਅਤੇ ਸਹੀ ਪੱਧਰ ਤੇ ਆ ਜਾਵੇਗੀ। ਤੁਹਾਨੂੰ ਆਪਣੀ ਸ਼ੂਗਰ ਦੀਆਂ ਦਵਾਈਆਂ ਨੂੰ ਹੌਲੀ-ਹੌਲੀ ਘੱਟ ਕਰਨਾ ਪਏਗਾ ਨਹੀਂ ਤਾਂ ਤੁਹਾਡੀ ਸ਼ੂਗਰ ਬਹੁਤ ਘੱਟ ਪੱਧਰ 'ਤੇ ਜਾ ਸਕਦੀ ਹੈ। ਦਵਾਈਆਂ ਨੂੰ ਸੁਰੱਖਿਅਤ ਢੰਗ ਨਾਲ ਘਟਾਉਣ ਅਤੇ ਬੰਦ ਕਰਨ ਲਈ ਕਿਰਪਾ ਕਰਕੇ ਆਪਣੇ ਐਲੋਪੈਥਿਕ ਮੈਡੀਕਲ ਡਾਕਟਰ ਦੀ ਸਲਾਹ ਲਓ।

ਕੀ ਅਸੀਂ ਡਾਇਬੀਟੀਜ਼ ਦੇ ਵਿੱਚ ਫਲ੍ਹਾਂ ਦਾ ਸੇਵਨ ਕਰ ਸਕਦੇ ਹਾਂ?

ਹਾਂ! ਪੰਜ ਲੱਖ ਤੋਂ ਵੱਧ ਚੀਨੀਆਂ ਵਿੱਚ ਇੱਕ ਵੱਡੇ ਖੋਜ ਅਧਿਐਨ ਵਿੱਚ ਇਹ ਪਾਇਆ ਗਿਆ ਕਿ ਤਾਜ਼ੇ ਫਲ੍ਹਾਂ ਦੀ ਵੱਧ ਵਰਤੋਂ ਨਾਲ ਸ਼ੂਗਰ ਰੋਗ ਦੇ ਵਿਕਾਸ ਦਾ ਖ਼ਤਰਾ 12% ਘੱਟ ਹੋ ਜਾਂਦਾ ਹੈ। ਇਸੀ ਤਰ੍ਹਾਂ ਕਿਸੇ ਵੀ ਬਿਮਾਰੀ ਤੋਂ ਹੋਣ ਵਾਲੀ ਮੌਤ ਦਾ ਖ਼ਤਰਾ 17% ਘੱਟ ਹੋ ਜਾਂਦਾ ਹੈ। ਅਤੇ ਡਾਇਬੀਟੀਜ਼ ਤੋਂ ਹੋਣ ਵਾਲੀਆਂ ਮੁਸ਼ਕਿਲਾਂ ਦਾ ਖ਼ਤਰਾ 13% ਤੋਂ 28% ਘੱਟ ਹੋ ਜਾਂਦਾ ਹੈ। ਇਹ ਖੋਜਾਂ ਇਹ ਦੱਸਦੀਆਂ ਹਨ ਕਿ ਡਾਇਬੀਟੀਜ਼ ਦੀ ਰੋਕਥਾਮ ਅਤੇ ਇਲਾਜ ਵਿੱਚ ਫਲ੍ਹਾਂ ਦਾ ਵੱਧ ਸੇਵਨ ਲਾਹੇਵੰਦ ਹੈ।

ਹਾਈਪਰਟੈਨਸ਼ਨ (ਹਾਈ ਬਲੱਡ ਪ੍ਰੈਸ਼ਰ) ਦਾ ਅਰਥ ਹੈ ਜਦੋਂ ਨਾੜੀਆਂ ਵਿੱਚ ਖੂਨ ਦਾ ਦਬਾਅ ਆਮ ਤੋਂ ਵੱਧ ਹੁੰਦਾ ਹੈ। ਪਰ ਹਾਈ ਬਲੱਡ ਪ੍ਰੈਸ਼ਰ ਹੁੰਦਾ ਕਿਵੇਂ ਹੈ? ਇਸ ਨੂੰ ਸਮਝਣ ਲਈ ਤੁਸੀਂ ਕਲਪਨਾ ਕਰੋ ਕਿ ਤੁਹਾਡੇ ਕੋਲ ਇੱਕ ਪਾਈਪ ਹੈ। ਤੁਸੀਂ ਇਸ ਨੂੰ ਪਾਣੀ ਦੀ ਟੂਟੀ ਦੇ ਫਿੱਟ ਕਰਦੇ ਹੋ, ਹੁਣ ਜਦੋਂ ਤੁਸੀਂ ਟੂਟੀ ਨੂੰ ਖੋਲਦੇ ਹੋ ਤਾਂ ਪਾਣੀ ਟੂਟੀ ਦੇ ਵਿੱਚੋਂ ਦੀ ਲੰਘਦਾ ਹੈ। ਹੁਣ ਜੇ ਤੁਸੀਂ ਪਾਈਪ ਨੂੰ ਵਿਚਾਲਿਓ ਨੱਪਦੇ ਹੋ ਤਾਂ ਪਾਣੀ ਦਾ ਦਬਾਅ ਘੱਟੇਗਾ ਜਾਂ ਵੱਧੇਗਾ? ਬਿਲਕੁੱਲ ਇਹ ਵੱਧੇਗਾ। ਜਿੰਨਾ ਪਾਈਪ ਦਾ ਘੇਰਾ ਘੱਟ ਹੋਵੇਗਾ ਪਾਣੀ ਦਾ ਦਬਾਅ ਉਨਾ ਹੀ ਵੱਧ ਹੋਵੇਗਾ।

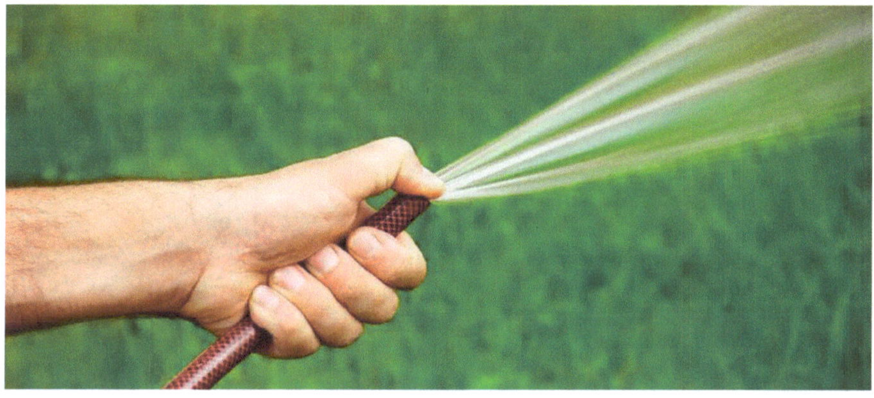

ਹੁਣ ਖੂਨ ਨੂੰ ਪਾਣੀ ਦੀ ਤਰ੍ਹਾਂ ਸਮਝੋ। ਖੂਨ ਨਾੜੀਆਂ ਵਿੱਚੋਂ ਲੰਘਦਾ ਹੈ, ਦਿਲ ਵਿੱਚ ਵੀ ਖੂਨ ਦੀਆਂ ਨਾੜੀਆਂ ਹੁੰਦੀਆਂ ਹਨ। ਪਰ ਜਦੋਂ ਇਸ ਵਿੱਚ ਗੰਦਗੀ ਜਮ੍ਹਾਂ ਹੋਣ ਕਰਕੇ ਸਾਰੇ ਪਾਸੇ ਰੁਕਾਵਟ ਆ ਜਾਵੇ ਤਾਂ ਇਸ ਦਾ ਘੇਰਾ ਘੱਟ ਜਾਂਦਾ ਹੈ। ਜਦੋਂ ਘੇਰਾ ਘੱਟਦਾ ਹੈ ਤਾਂ ਖੂਨ ਦਾ ਦਬਾਅ ਵੱਧ ਜਾਂਦਾ ਹੈ। ਦਵਾਈ ਲੈਣ ਨਾਲ ਖੂਨ ਦਾ ਦਬਾਅ ਘੱਟ ਜਾਂਦਾ ਹੈ। ਪਰ ਤੁਸੀਂ ਕੀ ਸੋਚਦੇ ਹੋ, ਕੀ ਦਵਾਈ ਲੈਣ ਨਾਲ ਖੂਨ ਦੀਆਂ ਨਾੜੀਆਂ ਦਾ ਘੇਰਾ ਵਧਿਆ ਹੈ? ਕੀ ਦਵਾਈ ਨੇ ਰੁਕਾਵਟ ਦੂਰ ਕਰ ਦਿੱਤੀ ਹੈ? ਨਹੀਂ!

ਜੇਕਰ ਖੂਨ ਦਾ ਦਬਾਅ ਵੱਧ ਹੈ ਤਾਂ ਇਸ ਦਾ ਅਰਥ ਹੈ ਕਿ ਨਾੜੀਆਂ ਵਿੱਚ ਰੁਕਾਵਟ ਹੈ। ਅਸੀਂ ਇਹ ਸੋਚਦੇ ਹਾਂ ਕਿ ਦਵਾਈਆਂ ਰਾਹੀਂ ਖੂਨ ਦਾ ਦਬਾਅ ਘੱਟ ਕਰਕੇ ਖੂਨ ਦੇ ਥੱਕੇ, ਸਟ੍ਰੋਕ ਜਾਂ ਦਿਲ ਦੇ ਦੌਰੇ ਦਾ ਖਤਰਾ ਵੀ ਘੱਟ ਜਾਂਦਾ ਹੈ। ਇਹ ਬਿਲਕੁੱਲ ਵੀ ਸਹੀ ਨਹੀਂ ਹੈ। ਲੰਮੇ ਸਮੇਂ ਤੱਕ ਖੂਨ ਦੇ ਦਬਾਅ ਦਾ ਵੱਧ ਰਹਿਣਾ, ਇਸ ਵੱਲ ਇਸ਼ਾਰਾ ਕਰਦਾ ਹੈ ਕਿ ਦਿਲ ਵਿੱਚ ਕੋਈ ਸਮੱਸਿਆ ਹੈ, ਕੋਈ ਰੁਕਾਵਟ ਹੈ। ਦਵਾਈਆਂ ਨਾਲ ਖੂਨ ਦਾ ਦਬਾਅ ਘੱਟ ਕਰਨ ਨਾਲ ਤੁਸੀਂ ਨਾੜੀਆਂ ਦੀਆਂ ਰੁਕਾਵਟਾਂ ਤੋਂ ਮੁਕਤੀ ਨਹੀਂ ਪਾਉਂਦੇ। ਤੁਸੀਂ ਦਿਲ ਦੀ ਬਿਮਾਰੀ ਦੇ ਮੂਲ ਕਾਰਨ ਨੂੰ ਖਤਮ ਨਹੀਂ ਕਰਦੇ, ਮੂਲ ਕਾਰਨ ਦਾ ਇਲਾਜ ਨਹੀਂ ਕਰਦੇ। ਸਗੋਂ ਦਿਲ ਨੂੰ ਹੋਰ ਕਮਜ਼ੋਰ ਕਰ ਲੈਂਦੇ ਹੋ।

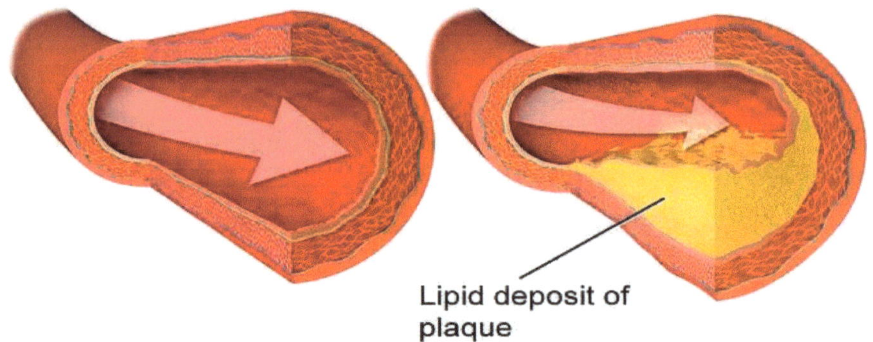

ਹੁਣ ਇੱਥੇ ਸਵਾਲ ਖੜ੍ਹਾ ਹੁੰਦਾ ਹੈ, ਖ਼ੂਨ ਦਾ ਦਬਾਅ ਕਿੰਨਾ ਸਹੀ ਹੈ? ਜਿੱਥੋਂ ਤੱਕ ਖ਼ੂਨ ਦੇ ਦਬਾਅ ਦੇ ਮਾਪਦੰਡਾਂ ਦਾ ਸੰਬੰਧ ਹੈ, ਉਹ ਸਮੇਂ ਦੇ ਨਾਲ ਬਦਲ ਗਏ ਹਨ। ਅੱਜ 120/80 mm Hg ਨੂੰ ਸਹੀ ਮੰਨਿਆ ਜਾਂਦਾ ਹੈ। 1997 ਤੋਂ ਪਹਿਲਾਂ ਖ਼ੂਨ ਦਾ ਦਬਾਅ 159/99 mm Hg ਸਹੀ ਮੰਨਿਆ ਜਾਂਦਾ ਸੀ। 1997 ਤੋਂ ਬਾਅਦ 140/90 mm Hg ਨੂੰ ਸਹੀ ਮੰਨਿਆ ਜਾਣ ਲੱਗਾ। ਆਉਣ ਵਾਲੇ ਅਗਲੇ ਕੁਝ ਮਹੀਨਿਆਂ ਵਿੱਚ 115/75 mm Hg ਸਹੀ ਮੰਨਿਆ ਜਾਣ ਲੱਗੇਗਾ। ਜਿਸ ਦਿਨ 115/75 mm Hg ਨੂੰ ਸਹੀ ਮੰਨਿਆ ਜਾਵੇਗਾ, ਉਸ ਦਿਨ ਜਿਹੜਾ ਵੀ ਆਪਣੇ ਬਲੱਡ ਪ੍ਰੈਸ਼ਰ ਦੀ ਜਾਂਚ ਕਰਵਾਏਗਾ ਉਹ ਬਿਮਾਰ ਬੰਦਿਆਂ ਵਿੱਚ ਗਿਣਿਆ ਜਾਵੇਗਾ ਅਤੇ ਦਵਾਈਆਂ ਲੈ ਕੇ ਘਰ ਵਾਪਿਸ ਆਵੇਗਾ।

BLOOD PRESSURE RANGE	
Before 1997	159/99
1997 onwards	140/90
Nowadays	120/80
Future	115/75

ਇਸ ਲਈ ਜੇਕਰ ਤੁਸੀਂ ਤੰਦਰੁਸਤ ਰਹਿਣਾ ਚਾਹੁੰਦੇ ਹੋ ਤਾਂ ਇਸ ਦਾ ਪਹਿਲਾਂ ਮੰਤਰ ਹੈ ਕਿ ਬਿਨਾਂ ਲੋੜ ਦੇ ਆਪਣੇ ਬਲੱਡ ਪ੍ਰੈਸ਼ਰ ਦੀ ਜਾਂਚ ਨਾ ਕਰਵਾਓ। ਜੇਕਰ ਤੁਸੀਂ ਬਲੱਡ ਪ੍ਰੈਸ਼ਰ ਚੈੱਕ ਕਰਵਾਉਣ ਵਾਸਤੇ ਜਾਂਦੇ ਹੋ, ਤਾਂ ਡਾਕਟਰ ਦੇ ਕਲੀਨਿਕ ਵਿੱਚ ਕਿਤੇ ਇਹ 150/90 mm Hg ਆ ਗਿਆ ਤਾਂ ਹੋ ਸਕਦਾ ਹੈ ਡਾਕਟਰ ਇਹ ਕਹੇ ਕਿ ਤੁਹਾਨੂੰ ਬਹੁਤ ਹਾਈ ਬਲੱਡ ਪ੍ਰੈਸ਼ਰ ਹੈ ਅਤੇ ਹੈਰਾਨੀ ਵਾਲੀ ਗੱਲ ਹੈ ਕਿ ਤੁਸੀਂ ਹਸਪਤਾਲ ਤੱਕ ਤੁਰ ਕੇ ਆ ਗਏ। ਤੁਹਾਨੂੰ ਕਿਸੇ ਵੇਲੇ ਵੀ ਦਿਲ ਦਾ ਦੌਰਾ ਜਾਂ ਬ੍ਰੇਨ ਸਟ੍ਰੋਕ ਹੋ ਸਕਦਾ ਹੈ।

ਅਸਲ ਵਿੱਚ ਤੁਹਾਨੂੰ ਅਜਿਹਾ ਕੁਝ ਵੀ ਨਹੀਂ ਲੱਗ ਰਿਹਾ। ਡਾਕਟਰ ਤੁਹਾਨੂੰ ਉਲਝਾਉਣ ਦੀ ਕੋਸ਼ਿਸ਼ ਕਰੇਗਾ। ਹੋ ਸਕਦਾ ਹੈ, ਉਹ ਤੁਹਾਡੇ ਦਿਲ ਵਿੱਚ ਸਟੈਂਟ ਪਾ ਦੇਣ ਤੇ ਸਾਰੀ ਉਮਰ ਲਈ ਤੁਹਾਨੂੰ ਦਵਾਈਆਂ ਤੇ ਲਾ ਦੇਣ। ਬਾਅਦ ਵਿੱਚ ਤੁਹਾਨੂੰ ਬਾਈਪਾਸ ਸਰਜਰੀ ਲਈ ਵੀ

ਕਿਹਾ ਜਾ ਸਕਦਾ ਹੈ। ਜ਼ਿਆਦਾਤਰ ਸਮਾਂ ਪੇਟ ਵਿੱਚ ਤੇਜਾਬ ਅਤੇ ਗੈਸ ਬਣਨ ਦੀ ਵਜ੍ਹਾ ਨਾਲ ਦਰਦ ਹੁੰਦਾ ਹੈ ਜੋ ਛਾਤੀ ਵਿੱਚ ਮਹਿਸੂਸ ਹੁੰਦਾ ਹੈ। ਜਿਸ ਦੀ ਦਿਲ ਦੇ ਦੌਰੇ ਵਜੋ ਡਾਕਟਰਾਂ ਦੁਆਰਾ ਅਕਸਰ ਗਲਤ ਵਿਆਖਿਆ ਕੀਤੀ ਜਾਂਦੀ ਹੈ। ਇਸ ਲਈ ਬਦਲਾਵ ਲਿਆਉਣ ਲਈ ਇਹ ਜ਼ਰੂਰੀ ਹੈ ਕਿ ਹਰ ਕੋਈ ਆਪਣੀ ਸਿਹਤ ਦੀ ਜ਼ਿੰਮੇਵਾਰੀ ਚੁੱਕੇ ਅਤੇ ਇਸ ਮੈਡੀਕਲ ਸਾਜਿਸ਼ ਤੋਂ ਆਪਣੇ ਆਪ ਨੂੰ ਅਤੇ ਦੂਜਿਆਂ ਨੂੰ ਬਚਾਉਣ ਲਈ ਜਾਗਰੂਕਤਾ ਫੈਲਾਏ।

ਬਲੱਡ ਪ੍ਰੈਸ਼ਰ ਦੀਆਂ ਦਵਾਈਆਂ ਦੇ ਪਿੱਛੇ ਦਾ ਵਿਗਿਆਨ

ਦਿਮਾਗ, ਦਿਲ, ਗੁਰਦੇ, ਜਿਗਰ ਅਤੇ ਫੇਫੜੇ ਮਿਲ ਕੇ ਇਹ ਤਹਿ ਕਰਦੇ ਹਨ ਕਿ ਹੁਣ ਤੁਹਾਡਾ ਬਲੱਡ ਪ੍ਰੈਸ਼ਰ ਕਿੰਨਾ ਹੋਵੇਗਾ। ਇਹ ਸਾਰੇ ਅੰਗ ਤੁਹਾਡੇ ਅਸਲ ਬਲੱਡ ਪ੍ਰੈਸ਼ਰ ਵਿੱਚ ਯੋਗਦਾਨ ਪਾਉਂਦੇ ਹਨ। ਇਹ ਸਾਰੇ ਅੰਗ ਆਪਣੇ ਆਪਣੇ ਰਸਾਇਣ ਅਤੇ ਹਾਰਮੋਨ ਸਰੀਰ ਵਿੱਚ ਛੱਡਦੇ ਹਨ, ਜਿਹੜੇ ਇਕੱਠੇ ਹੋ ਕੇ ਇਹ ਫੈਸਲਾ ਕਰਦੇ ਹਨ ਕਿ ਇੱਕ ਖਾਸ ਸਮੇਂ ਤੇ ਤੁਹਾਡਾ ਖੂਨ ਦਾ ਦਬਾਅ ਕਿੰਨਾ ਹੋਣਾ ਚਾਹੀਦਾ ਹੈ। ਜਿਹੜਾ ਕਿ ਤੁਹਾਡੀ ਸਿਹਤ ਲਈ ਸਹੀ ਹੋਵੇ ਅਤੇ ਕੋਈ ਖਾਸ ਕੰਮ ਜਿਹੜਾ ਤੁਸੀਂ ਕਰਨ ਜਾ ਰਹੇ ਹੋ ਉਸ ਲਈ ਢੁੱਕਵਾਂ ਹੋਵੇ।

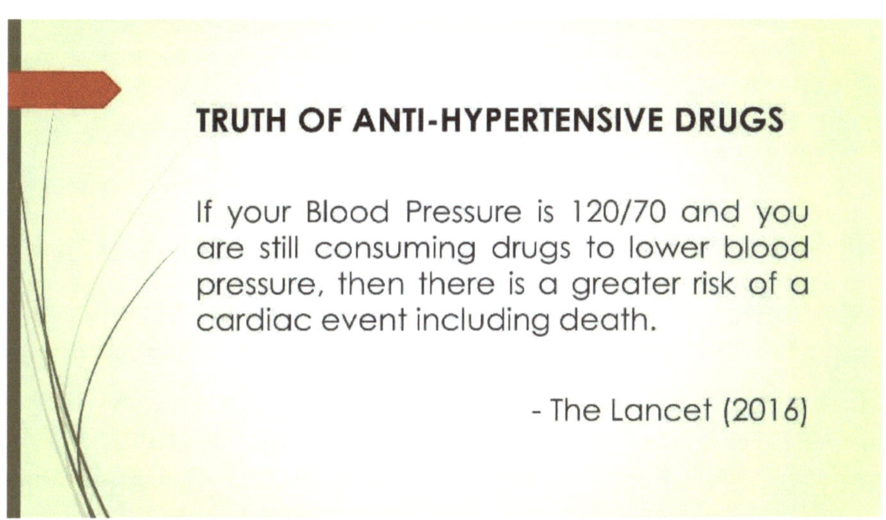

ਪਰ ਜੇਕਰ ਤੁਸੀਂ ਦਵਾਈ ਲੈਂਦੇ ਹੋ ਤਾਂ ਇਨ੍ਹਾਂ ਅੰਗਾਂ ਦੀ ਰਸਾਇਣ ਅਤੇ ਹਾਰਮੋਨ ਛੱਡਣ ਦੇ ਨਾਪਤੋਲ ਦੀ ਗਿਣਨਾ ਗਲਤ ਹੋ ਜਾਂਦੀ ਹੈ। ਦਵਾਈ ਲੈਣਾ ਇਸ ਤਰ੍ਹਾਂ ਹੈ ਜਿਵੇਂ ਬਾਜ਼ਾਰ ਵਿੱਚ ਇੱਕ ਨਵੀਂ ਕਾਰ ਆਈ ਹੋਵੇ, ਜਿਸ ਵਿੱਚ ਇੱਕ ਨਵੀਂ ਵਿਸ਼ੇਸ਼ਤਾ ਹੈ ਕਿ ਡਰਾਈਵਰ ਸੀਟ ਦੇ ਨਾਲ-ਨਾਲ ਯਾਤਰੂ ਸੀਟਾਂ ਤੇ ਵੀ ਸਟੇਰਿੰਗ ਫਿੱਟ ਕੀਤਾ ਗਿਆ ਹੋਵੇ। ਸੁਣਨ ਵਿੱਚ ਕਿਵੇਂ ਲੱਗਦਾ ਹੈ? ਜੇ ਕੋਈ ਯਾਤਰੀ ਕਿਸੇ ਪਾਸੇ ਨੂੰ ਜਾਣਾ ਚਾਹੁੰਦਾ ਹੈ ਤਾਂ ਉਹ ਡਰਾਈਵਰ ਤੋਂ ਪੁੱਛੇ ਬਿਨਾਂ ਹੀ ਸਟੇਰਿੰਗ ਘੁੰਮਾ ਦੇਵੇਗਾ ਅਤੇ ਇਹ ਬਹੁਤ ਖ਼ਤਰਨਾਕ ਹੋਵੇਗਾ।

ਡਰਾਈਵਰ ਇੱਕ ਹੀ ਹੋਣਾ ਚਾਹੀਦਾ ਹੈ। ਮੈਂ ਜਿਸ ਗੱਲ ਤੇ ਜ਼ੋਰ ਦੇਣਾ ਚਾਹੁੰਦਾ ਹਾਂ, ਉਹ ਇਹ ਹੈ ਕਿ ਉਪਰੋਕਤ ਇਹ ਸਾਰੇ ਅੰਗ ਮਿਲ ਕੇ ਇੱਕ ਡਰਾਈਵਰ ਬਣਾਉਂਦੇ ਹਨ। ਇਹ ਹਰ ਪਲ ਫ਼ੈਸਲਾ ਲੈਂਦੇ ਹਨ ਕਿ ਤੁਹਾਡਾ ਬਲੱਡ ਪ੍ਰੈਸ਼ਰ ਕਿੰਨਾ ਹੋਣਾ ਚਾਹੀਦਾ ਹੈ। ਪਰ ਦਵਾਈਆਂ ਲੈ ਕੇ ਤੁਸੀਂ ਯਾਤਰੀਆਂ ਦੇ ਹੱਥ ਸਟੇਰਿੰਗ ਫੜ੍ਹਾ ਰਹੇ ਹੋ। ਇਹ ਬਹੁਤ ਖ਼ਤਰਨਾਕ ਹੋਵੇਗਾ। ਤੁਸੀਂ ਆਪਣੇ ਸਰੀਰ ਦਾ ਸਟੇਰਿੰਗ ਕਿਸੇ ਡਾਕਟਰ ਨੂੰ ਜਾਂ ਦਵਾਈਆਂ ਰਾਹੀਂ ਕਿਸੇ ਹੋਰ ਦੇ ਹੱਥ ਵਿੱਚ ਨਹੀਂ ਫੜ੍ਹਾ ਸਕਦੇ।

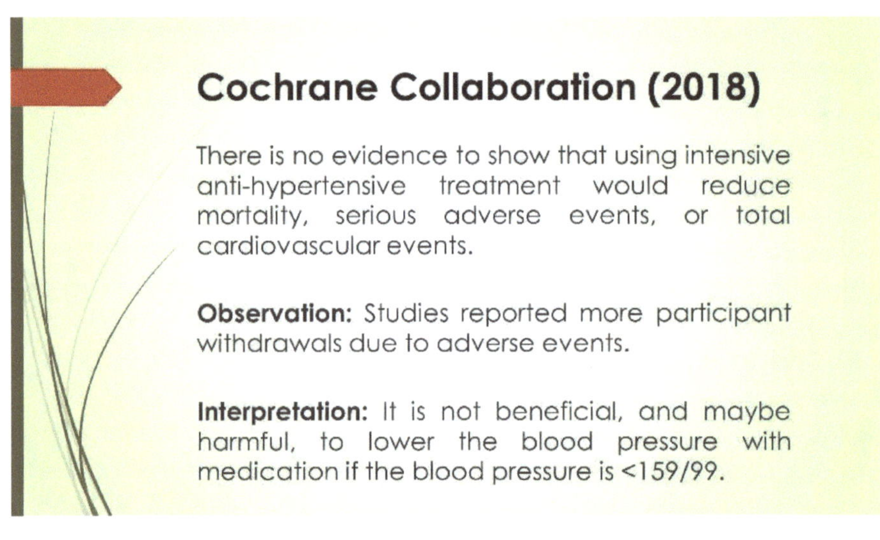

ਸਾਤਵਿਕ ਭੋਜਨ ਬਲੱਡ ਪ੍ਰੈਸ਼ਰ ਦੇ ਸੰਤੁਲਨ ਵਿੱਚ ਕਿਵੇਂ ਮਦਦ ਕਰਦਾ ਹੈ?

ਜਦੋਂ ਵੀ ਮਨੁੱਖ ਰਿਫਾਇਨਿੰਗ ਅਤੇ ਪੈਕੇਜਿੰਗ ਵਰਗੀਆਂ ਉਦਯੋਗਿਕ ਪ੍ਰਕਿਰਿਆਵਾਂ ਰਾਹੀਂ ਭੋਜਨ ਦੀ ਕੁਦਰਤੀ ਸਥਿਤੀ ਨੂੰ ਬਦਲਣ ਦੀ ਕੋਸ਼ਿਸ਼ ਕਰਦਾ ਹੈ ਤਾਂ ਇੱਕ ਅਣਚਾਹਿਆ ਉਤਪਾਦ ਵੀ ਪੈਦਾ ਹੁੰਦਾ ਹੈ ਜਿਸ ਨੂੰ DLS ਜਾਂ Dioxin Like Susbstance ਵਜੋਂ ਜਾਣਿਆ ਜਾਂਦਾ ਹੈ। ਉਦਯੋਗਿਕ ਪ੍ਰਕਿਰਿਆ ਰਾਹੀਂ ਬਣਾਏ ਗਏ ਇਸ ਭੋਜਨ ਦਾ ਲੰਮਾ ਸਮਾਂ ਸੇਵਨ ਕਰਨ ਨਾਲ ਅਸੀਂ ਆਪਣੇ ਸਰੀਰ ਵਿੱਚ DLS ਦੀ ਕਾਫ਼ੀ ਮਾਤਰਾ ਇਕੱਠੀ ਕਰ ਲੈਂਦੇ ਹਾਂ। ਇਹ ਸਰੀਰ ਵਿੱਚ ਇੱਕ ਤਰ੍ਹਾਂ ਦੇ ਕੂੜੇ AGE (Advance Glycosylation End Product) ਦੇ ਇਕੱਠੇ ਹੋਣ ਦਾ ਕਾਰਨ ਬਣਦਾ ਹੈ। AGE ਸਰੀਰ ਦੁਆਰਾ ਨਾਈਟ੍ਰਿਕ ਆਕਸਾਈਡ (Nitric Oxide) ਨਾਂ ਦੇ ਚਮਤਕਾਰੀ ਅਣੂ ਪੈਦਾ ਕਰਨ ਦੀ ਸਮਰਥਾ ਨੂੰ ਘਟਾ ਦਿੰਦਾ ਹੈ, ਜੋ ਕਿ ਸ਼ੂਗਰ, ਗੁਰਦੇ ਦੀਆਂ ਬਿਮਾਰੀਆਂ, ਦਿਲ ਦੀਆਂ ਬਿਮਾਰੀਆਂ ਅਤੇ ਕੈਂਸਰ ਆਦਿ ਤੋਂ ਸਾਡੀ ਰੱਖਿਆ ਕਰਦਾ ਹੈ। ਨਾਈਟ੍ਰਿਕ ਆਕਸਾਈਡ ਸਾਡੇ ਐਂਡੋਥੀਲੀਅਮ (ਖ਼ੂਨ ਦੀਆਂ ਨਾੜੀਆਂ ਦੀ ਪਰਤ) ਦੀਆਂ ਹੇਠ ਲਿਖੀਆਂ ਪ੍ਰਕਿਰਿਆਵਾਂ ਲਈ ਜਾਣਿਆ ਜਾਂਦਾ ਹੈ।

1. ਇਹ ਖੂਨ ਦੀਆਂ ਨਾੜੀਆਂ ਨੂੰ ਆਰਾਮ ਦਿੰਦਾ ਹੈ। ਜਿਹੜੇ ਅੰਗਾਂ ਨੂੰ ਇਸ ਦੀ ਸਭ ਤੋਂ ਵੱਧ ਲੋੜ ਹੈ, ਚੋਣਵੇਂ ਤੌਰ ਤੇ ਖੂਨ ਦੇ ਵਹਾਅ ਨੂੰ ਉਧਰ ਨੂੰ ਵਹਾਉਂਦਾ ਹੈ। ਇਹ ਬਲੱਡ ਪ੍ਰੈਸ਼ਰ ਨੂੰ ਨਿਯਮਿਤ ਰੱਖਦਾ ਹੈ ਅਤੇ ਇਸ ਦਾ ਸਰਵੋਤਮ ਪੱਧਰ ਬਣਾਈ ਰੱਖਦਾ ਹੈ।

2. ਇਹ ਚਿੱਟੇ ਰਕਤ ਕਣ ਅਤੇ ਪਲੇਟਲੈਟਸ ਨੂੰ ਚਿਪਕਣ ਤੋਂ ਰੋਕਦਾ ਹੈ। ਇਹ ਪਲੇਕ ਅਤੇ ਗੰਦਗੀ ਦੇ ਜਮ੍ਹਾਂ ਹੋਣ ਦੀ ਪ੍ਰਕਿਰਿਆ ਨੂੰ ਰੋਕ ਕੇ ਦਿਲ ਦੇ ਦੌਰੇ ਤੋਂ ਬਚਾਉਂਦਾ ਹੈ।

3. ਇਹ ਧਮਨੀਆਂ ਦੇ ਸੈੱਲਾਂ ਵਿੱਚ ਪਲੇਕ ਅਤੇ ਗੰਦਗੀ ਜਮ੍ਹਾਂ ਹੋਣ ਨੂੰ ਰੋਕਦਾ ਹੈ। ਇਸ ਤਰ੍ਹਾਂ ਇਹ ਕੋਲੈਸਟ੍ਰੋਲ ਦੇ ਪੱਧਰ ਨੂੰ ਨਿਯੰਤ੍ਰਿਤ ਕਰਦਾ ਹੈ। ਇਹ ਸਰੀਰ ਦੇ ਪਾਚਕ ਦਰ ਨੂੰ ਸਹੀ ਕਰ ਕੇ ਸਰੀਰ ਵਿੱਚੋਂ ਵਾਧੂ ਚਰਬੀ ਨੂੰ ਘਟਾਉਣ ਵਿੱਚ ਮਦਦ ਕਰਦਾ ਹੈ।

4. ਇਹ ਇੰਡੋਥੀਲੀਅਲ ਦੀ ਅੰਦਰੂਨੀ ਪਰਤ ਅਤੇ ਪੈਨਕ੍ਰੀਐਟਿਕ ਖੇਤਰ ਵਿੱਚ ਖੂਨ ਦੀਆਂ ਨਾੜੀਆਂ ਦੀ ਅੰਦਰੂਨੀ ਪਰਤ ਵਿੱਚ ਵੱਖ-ਵੱਖ ਥਾਵਾਂ ਤੇ ਆਈ ਸੋਜਸ਼ ਠੀਕ ਕਰਨ ਵਿੱਚ ਮਦਦ ਕਰਦਾ ਹੈ ਜਿਸ ਕਾਰਨ ਇਨਸੁਲੀਨ ਦੀ ਪ੍ਰਕਿਰਿਆ ਸਹੀ ਢੰਗ ਨਾਲ ਹੋ ਜਾਂਦੀ ਹੈ, ਜੋ ਕਿ ਡਾਇਬੀਟਿਜ਼ ਰੋਗ ਤੋਂ ਬਚਾਅ ਕਰਦੀ ਹੈ।

ਇਸ ਤੋਂ ਇਲਾਵਾ ਇੰਡੋਥੀਲੀਅਲ ਪਰਤ ਸਾਡਾ ਕਈ ਹੋਰ ਬਿਮਾਰੀਆਂ ਤੋਂ ਬਚਾਅ ਕਰਦੀ ਹੈ। ਹੁਣ ਅਗਲਾ ਸਵਾਲ ਇਹ ਖੜ੍ਹਾ ਹੁੰਦਾ ਹੈ ਕਿ ਅੰਡੋਥੀਲੀਅਲ ਪਰਤ ਦੀ ਸਿਹਤ ਨੂੰ ਕਿਵੇਂ ਬਰਕਰਾਰ ਰੱਖਿਆ ਜਾਵੇ? ਇਸ ਨੂੰ ਸਮਝਣ ਲਈ ਅਸੀਂ 1998 ਦੇ ਨੋਬਲ ਇਨਾਮ ਜੇਤੂ ਵਿਗਿਆਨੀ ਡਾ. ਲੂਇਸ ਇਗਨਾਰੋ ਦੀ ਮਦਦ ਲੈ ਸਕਦੇ ਹਾਂ। ਉਹਨਾਂ ਦੇ ਅਨੁਸਾਰ ਅੰਡੋਥੀਲੀਅਮ ਪਰਤ ਦੀ ਸਿਹਤ ਨੂੰ ਬਰਕਰਾਰ ਰੱਖਣ ਲਈ ਖੂਨ ਦੀਆਂ ਨਾੜੀਆਂ ਵਿੱਚ ਨਾਈਟ੍ਰਿਕ ਆਕਸਾਈਡ ਪੈਦਾ ਕੀਤਾ ਜਾਣਾ ਚਾਹੀਦਾ ਹੈ।

ਸਾਤਵਿਕ ਭੋਜਨ ਦਾ ਸੇਵਨ ਸ਼ੁਰੂ ਕਰਕੇ ਤੁਸੀਂ ਆਪਣੇ ਸਰੀਰ ਨੂੰ ਨਾਈਟ੍ਰਿਕ ਆਕਸਾਈਡ ਪੈਦਾ ਕਰਨ ਦਾ ਮੌਕਾ ਦਿੰਦੇ ਹੋ। ਜੋ ਕਿ ਨਾੜੀਆਂ ਦੀ ਰੁਕਾਵਟ, ਉਹ ਭਾਵੇਂ 30%, 50%, 90% ਜਾਂ 100% ਹੋਵੇ ਨੂੰ ਦੂਰ ਕਰਦਾ ਹੈ। ਇਸ ਦੇ ਨਾਲ ਹੀ ਨਾਈਟ੍ਰਿਕ ਆਕਸਾਈਡ ਸਰੀਰ ਦੇ ਇੱਕ ਹੋਰ ਅੱਦਭੁਤ ਤੰਤਰ ਨੂੰ ਤੇਜ਼ ਕਰਨ ਵਿੱਚ ਸਹਾਇਤਾ ਕਰਦਾ ਹੈ। ਜਿਸ ਨੂੰ ਆਰਟੀਰੀਓਜੈਨਿਸਿਸ (arteriogenesis) ਕਿਹਾ ਜਾਂਦਾ ਹੈ। ਜਦੋਂ ਕੁਝ ਧਮਨੀਆਂ ਲਗਭਗ ਬੰਦ ਹੋ ਜਾਂਦੀਆਂ ਹਨ ਤਾਂ ਖੂਨ ਨੂੰ ਇੱਕ ਵੱਖਰੇ ਰਸਤੇ ਰਾਹੀਂ ਲਿਜਾਣ ਲਈ ਨਵੀਆਂ ਧਮਨੀਆਂ ਬਣਾਉਣ ਦੀ ਇਹ ਸਰੀਰ ਦੀ ਆਪਣੀ ਯੋਗਤਾ ਹੈ। ਇਸਨੂੰ ਸਰੀਰ ਦਾ ਆਪਣਾ ਕੁਦਰਤੀ ਬਾਈਪਾਸ ਵੀ ਕਿਹਾ ਜਾਂਦਾ ਹੈ। ਇਹ ਕੇਵਲ ਦਿਲ ਤੱਕ ਹੀ ਸੀਮਤ ਨਹੀਂ, ਬਲਕਿ ਬਾਕੀ ਅੰਗਾਂ ਦੀ ਸਿਹਤ ਨੂੰ ਬਣਾਈ ਰੱਖਣ ਵਿੱਚ ਵੀ ਮਦਦ ਕਰਦਾ ਹੈ। ਬਸ ਆਪਣੇ ਭੋਜਨ ਵਿੱਚ ਚੰਗੀ ਮਾਤਰਾ ਵਿੱਚ ਕੱਚੇ ਫਲ ਅਤੇ ਸਬਜ਼ੀਆਂ ਸ਼ਾਮਿਲ ਕਰਨ ਨਾਲ ਸਾਡੀ ਸਿਹਤ ਦੀ ਯਾਤਰਾ ਲਈ ਲੋੜੀਂਦੀ ਨਾਈਟ੍ਰਿਕ ਆਕਸਾਈਡ ਦੀ ਮਾਤਰਾ ਨੂੰ ਪੈਦਾ ਕੀਤਾ ਜਾ ਸਕਦਾ ਹੈ।

▸ Collateral circulation

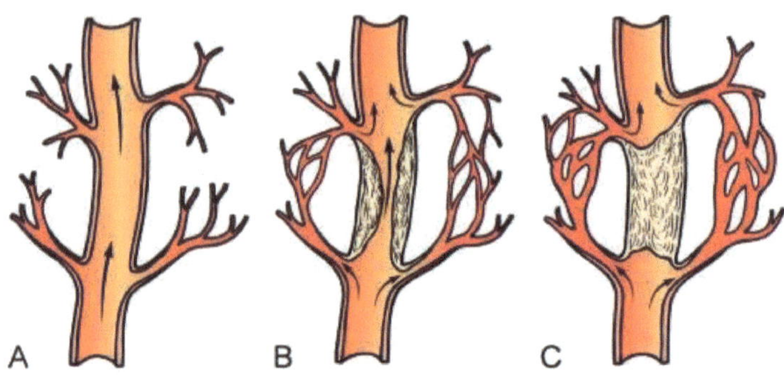

ਸਾਡਾ ਮੁੱਖ ਨਿਸ਼ਾਨਾ ਦਿਲ ਦੇ ਰੋਗ ਨੂੰ ਦੂਰ ਕਰਨਾ ਹੈ ਜਿਸ ਦੇ ਦੋ ਮੁੱਖ ਕਾਰਨ ਹਨ- ਨਾੜੀਆਂ ਦੇ ਵਿੱਚ ਰੁਕਾਵਟ ਅਤੇ ਖ਼ੂਨ ਦਾ ਗਾੜ੍ਹਾ ਹੋਣਾ। ਸਾਤਵਿਕ ਭੋਜਨ ਦਾ ਸੇਵਨ ਕਰਕੇ ਸਾਡਾ ਬਲੱਡ ਪ੍ਰੈਸ਼ਰ ਸਹੀ ਹੋ ਜਾਂਦਾ ਹੈ। ਬਲੱਡ ਪ੍ਰੈਸ਼ਰ ਦਾ ਸੀਮਾ ਵਿੱਚ ਹੋਣਾ ਮਹੱਤਵਪੂਰਨ ਹੈ, ਪਰ ਇਸ ਤੋਂ ਜ਼ਿਆਦਾ ਜ਼ਰੂਰੀ ਇਹ ਵੇਖਣਾ, ਕਿ ਮੇਰਾ ਊਰਜਾ ਦਾ ਪੱਧਰ ਵਧਿਆ ਹੈ? ਕੀ ਮੇਰਾ ਥਕਾਵਟ ਦਾ ਪੱਧਰ ਘੱਟਿਆ ਹੈ? ਕੀ ਮੈਂ ਲੰਮੇ ਸਮੇਂ ਲਈ ਸੈਰ ਕਰ ਸਕਦਾ ਹਾਂ ਜਾਂ ਤੁਰ ਸਕਦਾ ਹਾਂ? ਕੀ ਮੈਨੂੰ ਛਾਤੀ ਦੇ ਦਰਦ ਤੋਂ ਛੁਟਕਾਰਾ ਮਿਲਿਆ ਹੈ? ਇਹ ਅਹਿਮ ਸਵਾਲ ਹਨ। ਜੇਕਰ ਤੁਹਾਨੂੰ ਇਨ੍ਹਾਂ ਸਵਾਲਾਂ ਦਾ ਜਵਾਬ ਹਾਂ ਪੱਖੀ ਮਿਲਦਾ ਹੈ ਤਾਂ ਇਸ ਦਾ ਮਤਲਬ ਹੈ ਕਿ ਸਾਤਵਿਕ ਖ਼ੁਰਾਕ ਤੁਹਾਡੇ ਸਰੀਰ ਵਿੱਚੋਂ ਜ਼ਹਿਰੀਲੇ ਤੱਤਾਂ ਨੂੰ ਬਾਹਰ ਕੱਢਣ ਦਾ ਕੰਮ ਕਰ ਰਹੀ ਹੈ।

ਤੁਹਾਨੂੰ ਕਿਵੇਂ ਪਤਾ ਲੱਗੇਗਾ ਕਿ ਨਾੜੀਆਂ ਵਿੱਚ ਰੁਕਾਵਟ ਦੂਰ ਹੋ ਗਈ ਹੈ? ਸਪੱਸ਼ਟ ਹੈ ਕਿ ਤੁਹਾਡਾ ਊਰਜਾ ਦਾ ਪੱਧਰ ਵੱਧੇਗਾ। ਤੁਸੀਂ ਬਿਨਾ ਰੁਕੇ ਤੇ ਬਿਨਾ ਸਾਹ ਚੜ੍ਹੇ ਪੌੜੀਆਂ ਚੜ੍ਹ ਸਕੋਗੇ ਅਤੇ ਤੁਹਾਡੀ ਪਾਚਨ ਕਿਰਿਆ ਵਿੱਚ ਸੁਧਾਰ ਹੋਵੇਗਾ। ਇਹ ਇਸ ਗੱਲ ਦਾ ਸੰਕੇਤ ਹੈ ਕਿ ਰੁਕਾਵਟ ਹਟ ਗਈ ਹੈ, ਇਹ ਸੁਧਾਰ ਦਾ ਅਸਲ ਮਾਪ ਹੈ।

ਨਾਸ਼ਤਾ: ਇਹ ਸਵੇਰੇ 6 ਵਜੇ ਤੋਂ 12 ਵਜੇ ਦੇ ਵਿੱਚ-ਵਿੱਚ ਹੋ ਜਾਣਾ ਚਾਹੀਦਾ ਹੈ। ਇਸ ਵਿੱਚ ਕੋਈ ਤਿੰਨ-ਚਾਰ ਤਰ੍ਹਾਂ ਦੇ ਫਲ, ਜਿਵੇਂ ਕਿ ਅੰਬ, ਪਪੀਤਾ, ਕੇਲਾ, ਸੇਬ, ਨਾਸ਼ਪਤੀ, ਸੰਤਰਾ, ਕੀਵੀ, ਅਨਾਨਾਸ, ਤਰਬੂਜ਼ ਜਾਂ ਖਰਬੂਜਾ ਆਦਿ ਸ਼ਾਮਿਲ ਹੋਣੇ ਚਾਹੀਦੇ ਹਨ। ਫਲਾਂ ਦੀ ਮਾਤਰਾ ਦਿੱਤੇ ਗਏ ਫਾਰਮੂਲੇ ਅਨੁਸਾਰ ਨਿਰਧਾਰਿਤ ਕੀਤੀ ਜਾ ਸਕਦੀ ਹੈ:

ਸਰੀਰ ਦਾ ਭਾਰ x 10 =.......... (ਗ੍ਰਾਮ)

ਉਦਾਹਰਣ ਲਈ ਜੇਕਰ ਤੁਹਾਡੇ ਸਰੀਰ ਦਾ ਭਾਰ 70 ਕਿੱਲੋ ਹੈ ਤਾਂ ਤੁਹਾਨੂੰ 70 x 10 = 700 ਗ੍ਰਾਮ ਫਲਾਂ ਦੀ ਲੋੜ ਹੋਵੇਗੀ। ਇਹ 700 ਗ੍ਰਾਮ ਘੱਟੋ-ਘੱਟ ਮਾਤਰਾ ਹੈ ਜਿਸ ਦਾ ਸੇਵਨ ਤੁਹਾਨੂੰ 12 ਵਜੇ ਤੋਂ ਪਹਿਲਾਂ ਕਰ ਲੈਣਾ ਚਾਹੀਦਾ ਹੈ। ਤੁਸੀਂ 700 ਗ੍ਰਾਮ ਤੋਂ ਜ਼ਿਆਦਾ ਵੀ ਖਾ ਸਕਦੇ ਹੋ। ਜੇਕਰ 700 ਗ੍ਰਾਮ ਤੋਂ ਜ਼ਿਆਦਾ ਖਾਓਗੇ ਤਾਂ ਉਹ ਫ਼ਾਇਦੇਮੰਦ ਹੀ ਹੋਵੇਗਾ।

ਦੁਪਹਿਰ ਦਾ ਭੋਜਨ : ਇਹ 12 ਵਜੇ ਤੋਂ 2 ਵਜੇ ਦੇ ਵਿੱਚ ਹੋਣਾ ਚਾਹੀਦਾ ਹੈ। ਇਹ 2 ਪਲੇਟਾਂ ਵਿੱਚ ਕੀਤਾ ਜਾਣਾ ਚਾਹੀਦਾ ਹੈ।

ਪਲੇਟ 1 ਵਿੱਚ ਤਿੰਨ-ਚਾਰ ਤਰ੍ਹਾਂ ਦੀਆਂ ਕੱਚੀਆਂ ਜਾਂ ਭਾਫ ਦਿੱਤੀਆਂ ਹੋਈਆਂ ਸਬਜ਼ੀਆਂ ਜਿਵੇਂ ਕਿ ਗਾਜਰ, ਖੀਰਾ, ਟਮਾਟਰ, ਮੂਲੀ, ਬੰਦ ਗੋਭੀ ਆਦਿ ਸ਼ਾਮਿਲ ਹੋਣੇ ਚਾਹੀਦੇ ਹਨ। ਕੱਚੀਆਂ ਜਾਂ ਭਾਫ ਦਿੱਤੀਆਂ ਹੋਈਆਂ ਸਬਜ਼ੀਆਂ ਦੀ ਮਾਤਰਾ ਦਿੱਤੇ ਗਏ ਫਾਰਮੂਲੇ ਅਨੁਸਾਰ ਨਿਰਧਾਰਿਤ ਕੀਤੀ ਜਾ ਸਕਦੀ ਹੈ।

ਸਰੀਰ ਦਾ ਭਾਰ x 5 = ... (ਗ੍ਰਾਮ)

ਉਦਾਹਰਣ ਦੇ ਤੌਰ ਤੇ ਜੇਕਰ ਤੁਹਾਡਾ ਭਾਰ 70 ਕਿੱਲੋ ਹੈ ਤਾਂ ਤੁਹਾਨੂੰ 70 x 5 = 350 ਗ੍ਰਾਮ ਸਲਾਦ ਦੀ ਲੋੜ ਹੋਵੇਗੀ। 350 ਗ੍ਰਾਮ ਘੱਟੋ-ਘੱਟ ਮਾਤਰਾ ਹੈ ਜਿਸ ਦਾ ਤੁਸੀ ਸੇਵਨ ਕਰ ਸਕਦੇ ਹੋ। ਤੁਸੀਂ 350 ਗ੍ਰਾਮ ਤੋਂ ਵੱਧ ਵੀ ਖਾ ਸਕਦੇ ਹੋ।

ਪਲੇਟ 2 ਵਿੱਚ ਘਰ ਦਾ ਪੱਕਿਆ ਹੋਇਆ ਸ਼ਾਕਾਹਾਰੀ ਭੋਜਨ (ਰੋਟੀ ਸਬਜ਼ੀ ਜਾਂ ਦਾਲ ਚਾਵਲ) ਹੋਣਾ ਚਾਹੀਦਾ ਹੈ। ਪਹਿਲਾਂ ਪਲੇਟ 1 ਦਾ ਸੇਵਨ ਕਰ ਲਵੋ। ਪਲੇਟ 1 ਦਾ ਸੇਵਨ ਕਰਨ ਤੋਂ ਬਾਅਦ 5 ਮਿੰਟ ਇੰਤਜ਼ਾਰ ਕਰੋ ਅਤੇ ਫਿਰ ਪਲੇਟ 2 ਦਾ ਸੇਵਨ ਕਰਨਾ ਸ਼ੁਰੂ ਕਰੋ। ਪਲੇਟ 2 ਦੇ ਵਿੱਚ ਭੁੱਖ ਅਨੁਸਾਰ ਭੋਜਨ ਦਾ ਸੇਵਨ ਕਰੋ। ਪਲੇਟ 2 ਵਿੱਚੋਂ ਭੁੱਖ ਤੋਂ ਵੱਧ ਭੋਜਨ ਦਾ ਸੇਵਨ ਨਹੀਂ ਕਰਨਾ।

ਸ਼ਾਮ ਦਾ ਭੋਜਨ: ਸ਼ਾਮ ਨੂੰ ਹੇਠ ਦਿੱਤੇ ਭੋਜਨ ਵਿੱਚੋਂ ਕਿਸੇ ਵੀ ਚੀਜ਼ ਦਾ ਸੇਵਨ ਕਰ ਸਕਦੇ ਹੋ:

- ਨਾਰੀਅਲ ਪਾਣੀ: ਇੱਕ ਗਲਾਸ (ਤਾਜ਼ਾ)
- ਸਾਤਵਿਕ ਚਾਹ: ਇੱਕ ਕੱਪ
- ਫਲ਼: ਲੋੜ ਅਨੁਸਾਰ
- ਪੁੰਗਰੀਆਂ ਹੋਈਆਂ ਦਾਲਾਂ: ਅੰਦਾਜ਼ਨ 50 ਗ੍ਰਾਮ
- ਮੇਵੇ: ਲੋੜ ਅਨੁਸਾਰ (ਸੇਵਨ ਕਰਨ ਤੋਂ ਪਹਿਲਾਂ ਕੁਝ ਘੰਟੇ ਭਿਓ ਲਵੋ)
- ਸਬਜ਼ੀਆਂ ਦਾ ਸੂਪ: ਇੱਕ ਕੌਲੀ
- ਸਬਜ਼ੀਆਂ ਦਾ ਜੂਸ: ਇੱਕ ਗਲਾਸ
- ਫਲਾਂ ਦਾ ਜੂਸ: ਇੱਕ ਗਲਾਸ
- ਨਾਰੀਅਲ ਗਿਰੀ: ਲੋੜ ਅਨੁਸਾਰ
- ਖਜੂਰਾਂ: ਤਿੰਨ ਤੋਂ ਪੰਜ

ਰਾਤ ਦਾ ਭੋਜਨ: ਇਹ ਸ਼ਾਮ 6 ਵਜੇ ਤੋਂ ਲੈ ਕੇ 8 ਵਜੇ ਦੇ ਵਿੱਚ ਹੋਣਾ ਚਾਹੀਦਾ ਹੈ। ਇਹ ਦੇ ਪਲੇਟਾ ਵਿੱਚ ਹੋਣਾ ਚਾਹੀਦਾ ਹੈ।

ਪਲੇਟ 1 ਵਿੱਚ ਤਿੰਨ-ਚਾਰ ਤਰ੍ਹਾਂ ਦੀਆਂ ਕੱਚੀਆਂ ਜਾਂ ਭਾਫ ਦਿੱਤੀਆਂ ਹੋਈਆਂ ਸਬਜ਼ੀਆਂ ਜਿਵੇ ਕਿ ਗਾਜਰ, ਖੀਰਾ, ਟਮਾਟਰ, ਮੂਲੀ, ਬੰਦ ਗੋਭੀ ਆਦਿ ਸ਼ਾਮਿਲ ਹੋਣੇ ਚਾਹੀਦੇ ਹਨ। ਕੱਚੀਆਂ ਜਾਂ ਭਾਫ ਦਿੱਤੀਆਂ ਹੋਈਆਂ ਸਬਜ਼ੀਆਂ ਦੀ ਮਾਤਰਾ ਦਿੱਤੇ ਗਏ ਫਾਰਮੂਲੇ ਅਨੁਸਾਰ ਨਿਰਧਾਰਿਤ ਕੀਤੀ ਜਾ ਸਕਦੀ ਹੈ।

ਸਰੀਰ ਦਾ ਭਾਰ x 5 = ... (ਗ੍ਰਾਮ)

ਉਦਾਹਰਨ ਦੇ ਤੌਰ ਤੇ ਜੇਕਰ ਤੁਹਾਡਾ ਭਾਰ 70 ਕਿੱਲੋ ਹੈ ਤਾਂ ਤੁਹਾਨੂੰ 70 x 5 = 350 ਗ੍ਰਾਮ ਸਲਾਦ ਦੀ ਲੋੜ ਹੋਵੇਗੀ। 350 ਗ੍ਰਾਮ ਘੱਟੋ-ਘੱਟ ਮਾਤਰਾ ਹੈ ਜਿਸ ਦਾ ਤੁਸੀ ਸੇਵਨ ਕਰ ਸਕਦੇ ਹੋ। ਤੁਸੀਂ 350 ਗ੍ਰਾਮ ਤੋਂ ਵੱਧ ਵੀ ਖਾ ਸਕਦੇ ਹੋ।

ਪਲੇਟ 2 ਵਿੱਚ ਘਰ ਦਾ ਪੱਕਿਆ ਹੋਇਆ ਸ਼ਾਕਾਹਾਰੀ ਭੋਜਨ (ਰੋਟੀ ਸਬਜ਼ੀ ਜਾਂ ਦਾਲ ਚਾਵਲ) ਹੋਣਾ ਚਾਹੀਦਾ ਹੈ। ਪਹਿਲਾਂ ਪਲੇਟ 1 ਦਾ ਸੇਵਨ ਕਰ ਲਵੋ। ਪਲੇਟ 1 ਦਾ ਸੇਵਨ ਕਰਨ ਤੋਂ ਬਾਅਦ 5 ਮਿੰਟ ਇੰਤਜ਼ਾਰ ਕਰੋ ਅਤੇ ਫਿਰ ਪਲੇਟ 2 ਦਾ ਸੇਵਨ ਕਰਨਾ ਸ਼ੁਰੂ ਕਰੋ। ਪਲੇਟ 2 ਦੇ ਵਿੱਚ ਭੁੱਖ ਅਨੁਸਾਰ ਭੋਜਨ ਦਾ ਸੇਵਨ ਕਰੋ। ਪਲੇਟ 2 ਵਿੱਚੋਂ ਭੁੱਖ ਤੋਂ ਵੱਧ ਭੋਜਨ ਦਾ ਸੇਵਨ ਨਹੀਂ ਕਰਨਾ। ਰਾਤ ਦੇ ਭੋਜਨ ਦਾ ਸੇਵਨ 8 ਵਜੇ ਤੋਂ ਪਹਿਲਾਂ ਪਹਿਲਾਂ ਹੋ ਜਾਵੇ। ਉਸ ਤੋਂ ਬਾਅਦ ਘੱਟੋ-ਘੱਟ 15 ਮਿੰਟ ਸੈਰ ਕਰੋ।

ਸਾਵਧਾਨੀਆਂ: ਸਾਤਵਿਕ ਭੋਜਨ ਰਾਹੀਂ ਕੁਦਰਤੀ ਢੰਗ ਨਾਲ ਸਰੀਰ ਨੂੰ ਨਿਰੋਗ ਕਰਨ ਲਈ ਹੇਠ ਲਿਖੀਆਂ ਸਾਵਧਾਨੀਆਂ ਦਾ ਪਾਲਣ ਕਰਨਾ ਜ਼ਰੂਰੀ ਹੈ।

- ਬਿਸਕੁਟ, ਚਿਪਸ, ਨਮਕੀਨ ਆਦਿ ਡੱਬਾ-ਬੰਦ ਭੋਜਨ ਦਾ ਸੇਵਨ ਨਹੀਂ ਕਰਨਾ।
- ਸਮੋਸਾ, ਬਰਗਰ, ਪੀਜ਼ਾ ਆਦਿ ਤਲੇ ਹੋਏ ਮੈਦੇ ਵਾਲੇ ਭੋਜਨ ਦਾ ਸੇਵਨ ਨਹੀਂ ਕਰਨਾ।
- ਮਾਸਾਹਾਰੀ ਭੋਜਨ ਜਿਵੇਂ ਮੀਟ, ਮੱਛੀ, ਅੰਡੇ ਆਦਿ ਦਾ ਸੇਵਨ ਨਹੀਂ ਕਰਨਾ।
- ਦੁੱਧ ਅਤੇ ਉਸ ਤੋਂ ਬਣੇ ਮੱਖਣ, ਘਿਓ, ਪਨੀਰ ਆਦਿ ਦਾ ਸੇਵਨ ਨਹੀਂ ਕਰਨਾ।
- ਮਲਟੀਵਿਟਾਮਿਨਜ਼ ਅਤੇ ਪ੍ਰੋਟੀਨ ਸਪਲੀਮੈਂਟਸ ਆਦਿ ਦਾ ਸੇਵਨ ਵੀ ਨਹੀਂ ਕਰਨਾ।
- ਸਿਗਰਟ, ਸ਼ਰਾਬ ਜਾਂ ਹੋਰ ਕਿਸੇ ਤਰ੍ਹਾਂ ਦਾ ਨਸ਼ਾ ਵੀ ਵਰਜਿਤ ਹੈ।
- ਚਾਹ ਅਤੇ ਕੌਫੀ ਦਾ ਵੀ ਸੇਵਨ ਨਹੀਂ ਕਰਨਾ।
- ਭੋਜਨ ਪਕਾਉਣ ਸਮੇਂ ਤੇਲ ਅਤੇ ਲੂਣ ਦੀ ਵਰਤੋਂ ਨੂੰ ਘੱਟ ਕਰਨਾ।

ਨੋਟ:

ਹਾਈ ਬਲੱਡ ਪ੍ਰੈਸ਼ਰ ਦੇ ਇਲਾਜ ਲਈ ਇਹ ਖੁਰਾਕ ਉਨ੍ਹਾਂ ਲਈ ਲਾਹੇਵੰਦ ਹੈ ਜਿਨ੍ਹਾਂ ਦੀ ਉਮਰ 45 ਸਾਲ ਤੋਂ ਘੱਟ ਹੈ ਅਤੇ ਜਿਹੜੇ ਕੇਵਲ ਇੱਕੋ ਹੀ ਬਿਮਾਰੀ ਮਤਲਬ ਕਿ ਹਾਈ ਬਲੱਡ ਪ੍ਰੈਸ਼ਰ ਦੇ ਰੋਗੀ ਹਨ ਅਤੇ ਕੇਵਲ ਬਲੱਡ ਪ੍ਰੈਸ਼ਰ ਨੂੰ ਕੰਟਰੋਲ ਕਰਨ ਲਈ ਦਵਾਈਆਂ ਲੈ ਰਹੇ ਹਨ। ਜੇਕਰ ਤੁਹਾਨੂੰ ਕਈ ਤਰ੍ਹਾਂ ਦੀਆਂ ਬਿਮਾਰੀਆਂ ਹਨ ਜਾਂ ਤੁਹਾਡੀ ਉਮਰ 45 ਤੋਂ ਵੱਧ ਜਾਂ ਤੁਸੀਂ ਕਈ ਤਰ੍ਹਾਂ ਦੀਆਂ ਦਵਾਈਆਂ ਲੈ ਰਹੇ ਹੋ, ਤਾਂ ਇਹ ਖੁਰਾਕ ਤੁਹਾਨੂੰ ਆਪਣੇ ਭਰੋਸੇਯੋਗ ਮੈਡੀਕਲ ਮਾਹਿਰ ਦੀ ਦੇਖ ਰੇਖ ਹੇਠ ਲੈਣ ਦੀ ਸਲਾਹ ਦਿੱਤੀ ਜਾਂਦੀ ਹੈ।

ਜਦੋਂ ਤੁਸੀਂ ਇਸ ਖੁਰਾਕ ਤੇ ਹੋਵੋਗੇ ਤਾਂ ਤੁਹਾਡਾ ਹਾਈ ਬਲੱਡ ਪ੍ਰੈਸ਼ਰ (ਹਾਈਪਰਟੈਨਸ਼ਨ) ਹੌਲੀ ਹੌਲੀ ਘੱਟ ਜਾਵੇਗਾ ਅਤੇ ਸਹੀ ਪੱਧਰ ਤੇ ਆ ਜਾਵੇਗਾ। ਸਾਤਵਿਕ ਭੋਜਨ ਰਾਹੀਂ ਦਵਾਈਆਂ ਨੂੰ ਸੁਰੱਖਿਅਤ ਢੰਗ ਨਾਲ ਘਟਾਉਣ ਅਤੇ ਬੰਦ ਕਰਨ ਲਈ ਕਿਰਪਾ ਕਰਕੇ ਆਪਣੇ ਐਲੋਪੈਥਿਕ ਮੈਡੀਕਲ ਡਾਕਟਰ ਦੀ ਸਲਾਹ ਨਾਲ ਚੱਲੋ।

ਮਨੁੱਖ ਇੱਕ ਸ਼ਾਕਾਹਾਰੀ ਜੀਵ ਹੈ: ਸ਼ਾਕਾਹਾਰੀ ਭੋਜਨ

ਮਨੁੱਖੀ ਸਰੀਰ ਮਾਸ ਦਾ ਸੇਵਨ ਕਰਨ ਲਈ ਨਹੀਂ ਬਣਿਆ

ਕੁਦਰਤ ਨੇ ਹਰੇਕ ਜੀਵ ਨੂੰ ਜਾ ਤਾਂ ਮਾਸਾਹਾਰੀ ਬਣਾਇਆ ਹੈ (ਜਿਹੜਾ ਦੂਜੇ ਜੀਵਾਂ ਦਾ ਸੇਵਨ ਕਰਕੇ ਜਿਉਂਦਾ ਰਹਿੰਦਾ ਹੈ) ਜਾਂ ਸ਼ਾਕਾਹਾਰੀ (ਜਿਹੜਾ ਪੌਦੇ, ਰੁੱਖ, ਫਲ, ਜੜ੍ਹ ਆਦਿ ਦਾ ਸੇਵਨ ਕਰਕੇ ਜਿਉਂਦਾ ਰਹਿੰਦਾ ਹੈ)। ਆਪਣੀਆਂ ਸਰੀਰਕ ਵਿਸ਼ੇਸ਼ਤਾਵਾਂ ਨੂੰ ਵੇਖ ਕੇ ਅਸੀਂ ਇਹ ਨਿਰਣਾ ਕਰਦੇ ਹਾਂ ਕਿ ਅਸੀਂ ਮਾਸਾਹਾਰੀ ਹਾਂ ਜਾਂ ਸ਼ਾਕਾਹਾਰੀ। ਜੇਕਰ ਕੁਦਰਤ ਨੇ ਮਾਸ ਨੂੰ ਸਾਡਾ ਭੋਜਨ ਬਣਾਇਆ ਹੁੰਦਾ ਤਾਂ ਕੀ ਉਸਨੇ ਸਾਨੂੰ ਮਾਸ ਪਾੜਨ ਲਈ ਤਿੱਖੇ ਨਹੁੰ ਅਤੇ ਦੰਦ, ਛੋਟੀਆਂ ਆਂਦਰਾਂ, ਤੇਜ਼ ਹਾਈਡ੍ਰੋਕਲੋਰਿਕ ਐਸਿਡ ਅਤੇ ਰਾਤ ਨੂੰ ਵੇਖਣ ਵਾਲੀਆਂ ਅੱਖਾਂ ਨਾ ਦਿੱਤੀਆਂ ਹੁੰਦੀਆਂ? ਕੁਦਰਤ ਗਲਤੀਆਂ ਨਹੀਂ ਕਰਦੀ। ਮਾਸ ਸਾਡਾ ਕੁਦਰਤੀ ਭੋਜਨ ਨਹੀਂ।

ਜਾਨਵਰਾਂ ਦਾ ਪਸੀਨਾ ਜ਼ਹਿਰੀਲਾ ਅਤੇ ਨੁਕਸਾਨਦੇਹ ਹੁੰਦਾ ਹੈ

ਕਲਪਨਾ ਕਰੋ ਕਿ ਇੱਕ ਮੁਰਗੇ ਜਾਂ ਸੂਰ ਨੂੰ ਕੁਝ ਪਲਾਂ ਵਿੱਚ ਹੀ ਕੱਟਣ ਲਈ ਇੱਕ ਕਤਾਰ ਵਿੱਚ ਰੱਖਿਆ ਗਿਆ ਹੈ। ਮੌਤ ਦੇ ਡਰ ਕਾਰਨ ਉਨ੍ਹਾਂ ਦੇ ਸਰੀਰ ਵਿੱਚ ਐਡਰੇਨਾਲੀਨ (adrenaline) ਦਾ ਪ੍ਰਵਾਹ ਤੇਜ਼ ਹੋ ਜਾਂਦਾ ਹੈ। ਜਿਸ ਕਾਰਨ ਉਨ੍ਹਾਂ ਨੂੰ ਬਹੁਤ ਪਸੀਨਾ ਆਉਂਦਾ ਹੈ। ਜਾਨਵਰਾਂ ਨੂੰ ਜਦੋਂ ਪਸੀਨਾ ਆਉਂਦਾ ਹੈ ਤਾਂ ਉਸ ਰਾਹੀਂ ਉਨ੍ਹਾਂ ਦੇ ਸੈੱਲਾਂ ਵਿੱਚੋਂ ਬਹੁਤ ਸਾਰੇ ਜ਼ਹਿਰੀਲੇ ਪਦਾਰਥਾਂ ਦੀ ਨਿਕਾਸੀ ਹੁੰਦੀ ਹੈ। ਇਹ ਜ਼ਹਿਰੀਲੇ ਪਦਾਰਥ ਜਾਨਵਰਾਂ ਦੀ ਚਮੜੀ ਦੀਆਂ ਪਰਤਾਂ ਵਿੱਚ ਰਹਿ ਜਾਂਦੇ ਹਨ। ਜੋ ਕਿ ਲੋਕਾਂ ਨੂੰ ਭੋਜਨ ਦੇ ਨਾਮ ਤੇ ਪਰੋਸੇ ਜਾਂਦੇ ਹਨ। ਜੇਕਰ ਅਸੀਂ ਮਾਸ ਦਾ ਸੇਵਨ ਕਰ ਰਹੇ ਹਾਂ, ਤਾਂ ਅਸੀਂ ਸਿਰਫ਼ ਮਾਸ ਨਹੀਂ ਖਾ ਰਹੇ ਹੁੰਦੇ, ਸਗੋਂ ਇਸ ਵਿੱਚ ਮੌਜੂਦ ਜ਼ਹਿਰੀਲੇ ਪਦਾਰਥਾਂ ਦਾ ਵੀ ਸੇਵਨ ਕਰ ਰਹੇ ਹੁੰਦੇ ਹਾਂ। ਸਾਲਾਂ ਬੱਧੀ ਇਹ ਜ਼ਹਿਰੀਲੇ ਪਦਾਰਥ ਸਾਡੇ ਖ਼ੂਨ ਅਤੇ ਟਿਸ਼ੂ ਵਿੱਚ ਜਮ੍ਹਾਂ ਹੋ ਜਾਂਦੇ ਹਨ ਜੋ ਸੋਜਿਸ਼ ਅਤੇ ਦਰਦ ਪੈਦਾ ਕਰਦੇ ਹਨ ਅਤੇ ਹੌਲੀ-ਹੌਲੀ ਸਰੀਰ ਦੀ ਕਾਰਜ ਸਮਰੱਥਾ ਨੂੰ ਕਮਜ਼ੋਰ ਕਰਦੇ ਹਨ।

ਸਾਡੀ ਪਾਚਨ ਪ੍ਰਣਾਲੀ ਕੋਈ ਕਬਰਸਤਾਨ ਨਹੀਂ ਹੈ

ਜਦੋਂ ਕਿਸੇ ਦੀ ਮੌਤ ਹੋ ਜਾਂਦੀ ਹੈ, ਤਾਂ ਅਸੀਂ ਉਸ ਦੀ ਲਾਸ਼ ਦਾ ਸੰਸਕਾਰ ਕਰਨ ਜਾਂ ਦਫਨਾਉਣ ਲਈ ਉਸ ਨੂੰ ਸ਼ਮਸ਼ਾਨਘਾਟ ਜਾਂ ਕਬਰਸਤਾਨ ਲੈ ਕੇ ਜਾਂਦੇ ਹਾਂ, ਪਰ ਕਿਸੇ ਜਾਨਵਰ ਜਾਂ ਪੰਛੀ ਦੀ ਲਾਸ਼ ਦਾ ਸੇਵਨ ਕਰਕੇ ਕੀ ਅਸੀਂ ਆਪਣੇ ਪੇਟ ਨੂੰ ਕਬਰਸਤਾਨ ਨਹੀਂ ਬਣਾ ਰਹੇ ਹਾਂ? ਇਸ ਬਾਰੇ ਸੋਚੋ। ਸਾਡਾ ਸਰੀਰ ਇੱਕ ਬਾਗ ਹੋਣਾ ਚਾਹੀਦਾ ਹੈ ਨਾ ਕਿ ਕਬਰਸਤਾਨ। ਦੁਨੀਆਂ ਦੇ ਸਾਰੇ ਧਰਮਾਂ ਨੇ ਸ਼ਾਕਾਹਾਰ ਦਾ ਪੱਖ ਪੂਰਿਆ ਹੈ।

ਜਾਨਵਰ ਸਾਡੇ ਤੋਂ ਬਦਲਾ ਲੈਂਦੇ ਹਨ

ਕਰਮਾਂ ਦਾ ਨਿਯਮ ਇਹ ਕਹਿੰਦਾ ਹੈ ਕਿ ਜੋ ਅਸੀਂ ਬੀਜਦੇ ਹਾਂ, ਉਹ ਸਾਨੂੰ ਵੱਢਣਾ ਪੈਂਦਾ ਹੈ। ਜਦੋਂ ਅਸੀਂ ਕਿਸੇ ਜਾਨਵਰ ਨੂੰ ਮਾਰਦੇ ਜਾਂ ਖਾਂਦੇ ਹਾਂ, ਤਾਂ ਇਹ ਜਾਨਵਰ ਸਾਡੇ ਤੋਂ ਬਦਲਾ ਲੈਂਦੇ ਹਨ। ਬਦਲਾ ਲੈਣ ਦਾ ਇੱਕ ਰੂਪ ਇਹ ਹੈ ਕਿ ਉਹ ਹੌਲੀ-ਹੌਲੀ ਸਾਨੂੰ ਦਿਲ ਦੇ ਰੋਗ, ਕੈਂਸਰ, ਸਟ੍ਰੋਕ ਆਦਿ ਦੇ ਕੇ ਮਾਰਨਾ ਸ਼ੁਰੂ ਕਰ ਦਿੰਦੇ ਹਨ। ਇਹ ਸਾਡੇ ਕਰਮਾਂ ਦਾ ਫਲ ਹੈ ਜਿਸ ਨੂੰ ਅਸੀਂ ਸਮਝ ਸਕਦੇ ਹਾਂ।

ਮਾਸ ਦਾ ਸਾਡੇ ਮਨ ਤੇ ਪ੍ਰਭਾਵ

ਜੋ ਅਸੀਂ ਖਾਂਦੇ ਹਾਂ ਉਹ ਸਾਡੇ ਸੋਚਣ ਦੇ ਢੰਗ ਨੂੰ ਪ੍ਰਭਾਵਿਤ ਕਰਦਾ ਹੈ। ਭੋਜਨ ਵਿੱਚ ਚੇਤਨਾ ਹੁੰਦੀ ਹੈ। ਅਸੀਂ ਜ਼ਹਿਰ, ਦਰਦ ਅਤੇ ਮੌਤ ਦੀ ਚੇਤਨਾ ਨੂੰ ਗ੍ਰਹਿਣ ਕਰਕੇ ਸਾਕਾਰਾਤਮਿਕ ਨਹੀਂ ਰਹਿ ਸਕਦੇ। ਕਾਰਖਾਨਿਆਂ ਅਤੇ ਫਾਰਮਾਂ ਵਿੱਚ ਪਾਲੇ ਹੋਏ ਜਾਨਵਰ ਹਨੇਰੇ ਵਿੱਚ ਰੱਖੇ ਜਾਂਦੇ ਹਨ ਅਤੇ ਪਿੰਜਰਿਆਂ ਵਿੱਚ ਰੱਖ ਕੇ ਉਨ੍ਹਾਂ ਨੂੰ ਤੜਫਾਇਆ ਜਾਂਦਾ ਹੈ। ਜੇ ਤਸੀਹਿਆਂ ਨਾਲ ਪਾਲੇ ਹੋਏ ਅਜਿਹੇ ਜਾਨਵਰਾਂ ਦਾ ਮਾਸ ਅਸੀਂ ਖਾਵਾਂਗੇ ਤਾਂ ਉਨ੍ਹਾਂ ਦੀ ਨਕਾਰਾਤਮਕ ਊਰਜਾ ਅਤੇ ਚੇਤਨਾ ਸਾਡੇ ਅੰਦਰ ਦਾਖਲ ਹੋ ਜਾਵੇਗੀ। ਅਸੀਂ ਸਿਰਫ਼ ਉਹਨਾਂ ਜਾਨਵਰਾਂ ਦਾ ਹੀ ਸੇਵਨ ਨਹੀਂ ਕਰਦੇ, ਸਗੋਂ ਉਨ੍ਹਾਂ ਦੀ ਦਰਦ, ਥਕਾਵਟ ਅਤੇ ਦੁੱਖ ਵੀ ਉਸ ਦਾ ਭਾਗ ਹੁੰਦੇ ਹਨ। ਇਹ ਨਕਾਰਾਤਮਕ ਊਰਜਾ ਹੌਲੀ-ਹੌਲੀ ਸਾਡੇ ਸਰੀਰ ਵਿੱਚ ਇਕੱਠੀ ਹੁੰਦੀ ਜਾਂਦੀ ਹੈ, ਜਿਹੜੀ ਕਿ ਬਾਅਦ ਵਿੱਚ ਗੁੱਸਾ, ਹਿੰਸਾ, ਉਦਾਸੀ ਅਤੇ ਬਿਮਾਰੀ ਦੇ ਰੂਪ ਵਿੱਚ ਪ੍ਰਗਟ ਹੁੰਦੀ ਹੈ। ਦੂਜੇ ਪਾਸੇ ਜੇਕਰ ਅਸੀਂ ਜੀਵਤ ਅਤੇ ਸਾਤਵਿਕ ਭੋਜਨ ਦਾ ਸੇਵਨ ਕਰਦੇ ਹਾਂ, ਤਾਂ ਸਾਡੇ ਵਿਚਾਰ ਵੀ ਸਾਤਵਿਕ ਹੋ ਜਾਂਦੇ ਹਨ।

ਜੇਕਰ ਮੈਂ ਮਾਸ ਦਾ ਸੇਵਨ ਨਹੀਂ ਕਰਦਾ ਤਾਂ ਮੈਨੂੰ ਪ੍ਰੋਟੀਨ ਕਿੱਥੋਂ ਮਿਲੇਗਾ

ਖੋਜਾਂ ਇਹ ਦੱਸਦੀਆਂ ਕਿ ਉਹ ਬੱਚੇ ਜਿਨ੍ਹਾਂ ਨੂੰ ਸਭ ਤੋਂ ਜ਼ਿਆਦਾ ਜਿਗਰ ਦਾ ਕੈਂਸਰ ਹੋਇਆ, ਇਹ ਉਹ ਸਨ ਜਿਨ੍ਹਾਂ ਨੇ ਬਚਪਨ ਤੋਂ ਲੈ ਕੇ ਪ੍ਰੋਟੀਨ ਭਰਪੂਰ ਖੁਰਾਕ ਖਾਧੀ। ਇਹ ਸਭ ਅਮੀਰ ਪਰਿਵਾਰਾਂ ਦੇ ਬੱਚੇ ਸਨ। ਇਸ ਦੇ ਬਹੁਤ ਪ੍ਰਮਾਣ ਹਨ ਜੋ ਇਹ ਸਿੱਧ ਕਰਦੇ ਹਨ ਕਿ ਪ੍ਰੋਸਟੇਟ ਕੈਂਸਰ ਮਾਸਾਹਾਰੀ ਭੋਜਨ ਨਾਲ ਜੁੜਿਆ ਹੋਇਆ ਹੈ । (ਸਰੋਤ: ਦਾ ਚਾਈਨਾ ਸਟੱਡੀ)

ਇਸ ਬਾਰੇ ਸੋਚੋ - ਜਿਹੜੇ ਵੀ ਤਾਕਤਵਰ ਜਾਨਵਰ ਅਸੀਂ ਵੇਖਦੇ ਹਾਂ ਉਹ ਸਾਰੇ ਸ਼ਾਕਾਹਾਰੀ ਹਨ। ਘੋੜਿਆਂ ਅਤੇ ਹਾਥੀਆਂ ਨੂੰ ਉਨ੍ਹਾਂ ਦੀ ਪ੍ਰੋਟੀਨ ਕਿੱਥੋਂ ਮਿਲਦੀ ਹੈ। ਉਨ੍ਹਾਂ ਦੀ ਖੁਰਾਕ ਫਲ ਅਤੇ ਪੱਤੇ ਹੀ ਹਨ। ਉਹ ਮਾਸ ਦਾ ਸੇਵਨ ਨਹੀਂ ਕਰਦੇ। ਜੇਕਰ ਘਾਹ ਪੱਤਿਆਂ ਵਿੱਚ ਪ੍ਰੋਟੀਨ ਨਹੀਂ ਸੀ ਤਾਂ ਇਹ ਜਾਨਵਰ ਏਨੇ ਤਾਕਤਵਰ ਕਿਵੇਂ ਹੋ ਗਏ? ਪ੍ਰੋਟੀਨ ਪ੍ਰਾਪਤ ਕਰਨ ਲਈ ਜਾਨਵਰ ਨੂੰ ਖਾਣ ਦਾ ਕੋਈ ਮਤਲਬ ਨਹੀਂ ਹੈ ਕਿਉਂਕਿ ਜਾਨਵਰ ਖੁਦ ਪੌਦਿਆਂ ਨੂੰ ਖਾ ਕੇ ਪ੍ਰੋਟੀਨ ਪ੍ਰਾਪਤ ਕਰਦਾ ਹੈ।

ਅਸੀਂ ਮੇਵੇ, ਮਗਜ਼, ਦਾਲਾਂ, ਪੁੰਗਰੀਆਂ ਦਾਲਾਂ, ਨਾਰੀਅਲ, ਅਤੇ ਅਨਾਜ ਨੂੰ ਆਪਣੀ ਖੁਰਾਕ ਵਿੱਚ ਸ਼ਾਮਲ ਕਰ ਸਕਦੇ ਹਾਂ। ਹਰੇਕ ਸ਼ਾਕਾਹਾਰੀ ਭੋਜਨ ਵਿੱਚ ਜਾਂ ਪੌਦਿਆਂ ਤੋਂ ਪ੍ਰਾਪਤ ਹੋਣ ਵਾਲੇ ਭੋਜਨ ਵਿੱਚ ਪ੍ਰੋਟੀਨ ਹੁੰਦਾ ਹੈ। ਇਸ ਲਈ ਸਾਨੂੰ ਮਾਸ ਖਾਣ ਦੀ ਬਿਲਕੁੱਲ ਲੋੜ ਨਹੀਂ।

ਮਾਸਾਹਾਰੀ ਭੋਜਨ ਕਈ ਬਿਮਾਰੀਆਂ ਨਾਲ ਜੁੜਿਆ ਹੋਇਆ ਹੈ

ਮਨੁੱਖਾਂ ਵਿੱਚ ਬਿਮਾਰੀਆਂ ਦਾ ਇੱਕ ਵੱਡਾ ਕਾਰਨ ਮਾਸਾਹਾਰੀ ਭੋਜਨ ਖਾਣਾ ਹੈ। ਇਸ ਵਿੱਚ ਮੁਰਗਾ, ਮੱਛੀ, ਅੰਡੇ, ਅਤੇ ਸਮੁੰਦਰੀ ਜੀਵ ਸ਼ਾਮਿਲ ਹਨ। ਪਿਛਲੀ ਇੱਕ ਸਦੀ ਵਿੱਚ ਕੀਤੇ ਗਏ ਕਈ ਤਜਰਬਿਆਂ ਵਿੱਚ ਇਹ ਸਿੱਧ ਹੋਇਆ ਹੈ ਕਿ ਮਾਸਾਹਾਰੀ ਭੋਜਨ ਨੂੰ ਛੱਡਣ ਨਾਲ ਕਈ ਬਿਮਾਰੀਆਂ ਆਪਣੇ ਆਪ ਹੀ ਠੀਕ ਹੋ ਜਾਂਦੀਆਂ ਹਨ।

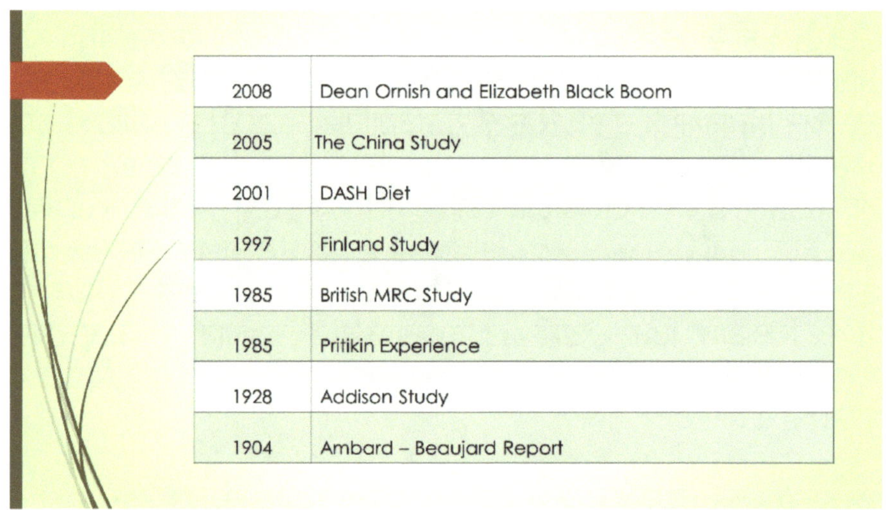

2008	Dean Ornish and Elizabeth Black Boom
2005	The China Study
2001	DASH Diet
1997	Finland Study
1985	British MRC Study
1985	Pritikin Experience
1928	Addison Study
1904	Ambard – Beaujard Report

ਸਰੀਰਕ ਵਿਗਿਆਨ ਅਨੁਸਾਰ ਤੁਲਨਾ

ਨਜ਼ਰ

ਮਾਸਾਹਾਰੀ ਜੀਵਾਂ ਦੀਆਂ ਅੱਖਾਂ ਉਨ੍ਹਾਂ ਨੂੰ ਹਨੇਰੇ ਵਿੱਚ ਵੀ ਵੇਖਣ ਦੇ ਯੋਗ ਬਣਾਉਂਦੀਆਂ ਹਨ ਤਾਂ ਕਿ ਉਹ ਆਪਣਾ ਸ਼ਿਕਾਰ ਕਰ ਸਕਣ। ਉੱਲੂ, ਇੱਲ, ਬਿੱਲੀ ਅਤੇ ਕੁੱਤੇ - ਇਨ੍ਹਾਂ ਦੀਆਂ ਅੱਖਾਂ ਰਾਤ ਨੂੰ ਚਮਕਦੀਆਂ ਹਨ। ਸ਼ਾਕਾਹਾਰੀ ਜੀਵਾਂ ਕੋਲ ਰਾਤ ਨੂੰ ਵੇਖਣ ਵਾਲੀ ਨਜ਼ਰ ਨਹੀਂ, ਕਿਉਂਕਿ ਉਹ ਸ਼ਿਕਾਰ ਲਈ ਨਹੀਂ ਬਣਾਏ ਗਏ। ਮਨੁੱਖ ਕੋਲ ਵੀ ਰਾਤ ਨੂੰ ਵੇਖਣ ਵਾਲੀਆਂ ਅੱਖਾਂ ਨਹੀਂ, ਕਿਉਂਕਿ ਅਸੀਂ ਕੁਦਰਤੀ ਤੌਰ ਤੇ ਸ਼ਿਕਾਰ ਕਰਨ ਲਈ ਨਹੀਂ ਬਣਾਏ ਗਏ।

ਦੰਦ ਅਤੇ ਨਹੁੰ

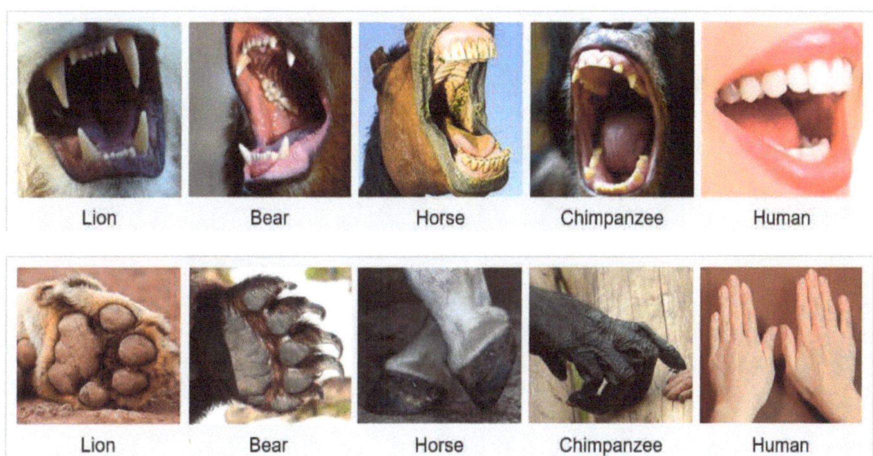

ਮਾਸਾਹਾਰੀ ਜੀਵਾਂ ਦੇ ਸ਼ਿਕਾਰ ਕਰਨ ਅਤੇ ਮਾਸ ਨੂੰ ਪਾੜਨ ਲਈ ਤਿੱਖੇ ਅਤੇ ਨੋਕੀਲੇ ਦੰਦ ਅਤੇ ਪੰਜੇ ਹੁੰਦੇ ਹਨ। ਸ਼ਾਕਾਹਾਰੀ ਜੀਵਾਂ ਦੇ ਚਪਟੇ ਦੰਦ ਅਤੇ ਨਹੁੰ ਇਸ ਕਾਰਜ ਲਈ ਅਯੋਗ ਹੁੰਦੇ ਹਨ। ਮਨੁੱਖਾਂ ਦੇ ਚਪਟੇ ਦੰਦ ਅਤੇ ਨਹੁੰ ਇਹ ਕੰਮ ਕਰਨ ਦੇ ਯੋਗ ਨਹੀਂ।

ਅੰਤੜੀਆਂ ਦੀ ਲੰਬਾਈ

ਮਾਸਾਹਾਰੀ ਜੀਵਾਂ ਦੀ ਅੰਤੜੀਆਂ ਦੀ ਲੰਬਾਈ ਬਹੁਤ ਘੱਟ ਹੁੰਦੀ ਹੈ - ਇਹ ਸਰੀਰ ਦੀ ਲੰਬਾਈ ਦਾ 3 ਤੋਂ 6 ਗੁਣਾ ਹੁੰਦੀ ਹੈ। ਮਾਸ ਇੱਕ ਇਹੋ ਜਿਹਾ ਪਦਾਰਥ ਹੈ ਜੋ ਬਹੁਤ ਜਲਦੀ ਗਲ ਸੜ ਜਾਂਦਾ ਹੈ। ਮਾਸਾਹਾਰੀ ਜੀਵ ਦੇ ਪਾਚਨ ਤੰਤਰ ਦੀ ਲੰਬਾਈ ਘੱਟ ਹੋਣ ਕਾਰਨ ਗਲਣ ਸੜਨ ਤੋਂ ਪਹਿਲਾਂ ਹੀ ਮਾਸ ਦਾ ਨਿਕਾਸ ਹੋ ਜਾਂਦਾ ਹੈ। ਸ਼ਾਕਾਹਾਰੀ ਜੀਵਾਂ ਦੀਆਂ ਅੰਤੜੀਆਂ ਬਹੁਤ ਲੰਬੀਆਂ ਹੁੰਦੀਆਂ ਹਨ - ਸਰੀਰ ਦੀ ਲੰਬਾਈ ਦਾ ਤਕਰੀਬਨ 9 ਤੋਂ 12 ਗੁਣਾ। ਮਨੁੱਖ ਦੀ ਅੰਤੜੀ ਬਹੁਤ ਲੰਬੀ ਹੈ। ਜਦੋਂ ਅਸੀਂ ਮਾਸ ਦਾ ਸੇਵਨ ਕਰਦੇ ਹਾਂ, ਤਾਂ ਇਹ ਸਰੀਰ ਵਿੱਚ ਜਾ ਕੇ ਹਜ਼ਮ ਨਹੀਂ ਹੁੰਦਾ, ਸਗੋਂ ਗਲ ਸੜ ਕੇ ਸਰੀਰ ਵਿੱਚ ਜ਼ਹਿਰੀਲੇ ਤੱਤਾਂ ਦਾ ਨਿਰਮਾਣ ਕਰਦਾ ਹੈ। ਇਹ ਅੰਤੜੀਆਂ ਵਿੱਚ ਫੰਗਸ, ਰੇਸ਼ਾ ਅਤੇ ਕਬਜ਼ ਦਾ ਕਾਰਨ ਬਣਦਾ ਹੈ।

ਮਿਹਦੇ ਦਾ ਤੇਜ਼ਾਬ

ਮਾਸਾਹਾਰੀ ਜੀਵਾਂ ਵਿੱਚ ਮਾਸ ਨੂੰ ਪਚਾਉਣ ਲਈ ਬਹੁਤ ਤੇਜ਼ ਹਾਈਡ੍ਰੋਕਲੋਰਿਕ ਐਸਿਡ ਹੁੰਦਾ ਹੈ। ਸ਼ਾਕਾਹਾਰੀ ਜੀਵਾਂ ਵਿੱਚ ਹਾਈਡ੍ਰੋਕਲੋਰਿਕ ਐਸਿਡ ਉਸ ਤੋਂ ਲਗਭਗ 20 ਗੁਣਾ ਕਮਜ਼ੋਰ ਹੁੰਦਾ ਹੈ। ਮਨੁੱਖ ਦੇ ਸਰੀਰ ਵਿੱਚ ਪੈਦਾ ਹੋਣ ਵਾਲਾ ਹਾਈਡ੍ਰੋਕਲੋਰਿਕ ਐਸਿਡ ਵੀ ਲਗਭਗ 20 ਗੁਣਾ ਕਮਜ਼ੋਰ ਹੁੰਦਾ ਹੈ।

ਤੁਸੀਂ ਕਿਵੇਂ ਖਾਂਦੇ ਹੋ ਇਹ ਉਨਾ ਹੀ ਅਹਿਮ ਹੈ, ਜਿੰਨਾ ਕਿ ਤੁਸੀਂ ਕੀ ਖਾਂਦੇ ਹੋ। ਇੱਥੇ ਕੁਝ ਸਾਧਾਰਨ ਜਿਹੇ ਨੁਕਤੇ ਦਿੱਤੇ ਗਏ ਹਨ ਜੋ ਸਾਨੂੰ ਹੋਰ ਵਧੀਆ ਤਰੀਕੇ ਨਾਲ ਖਾਣ ਅਤੇ ਜਿਉਣ ਵਿੱਚ ਮਦਦ ਕਰਦੇ ਹਨ। ਇਨ੍ਹਾਂ ਨਿਯਮਾਂ ਦੀ ਪਾਲਣਾ ਕਰਕੇ ਤੁਸੀਂ ਬਦਹਜ਼ਮੀ, ਕਬਜ਼ ਵਰਗੀਆਂ ਬਿਮਾਰੀਆਂ ਨੂੰ ਦੂਰ ਕਰ ਸਕਦੇ ਹੋ। ਇਹ ਆਪਣੀ ਗਲਤ ਜੀਵਨਸ਼ੈਲੀ ਕਾਰਨ ਹੋਏ ਗੰਭੀਰ ਰੋਗਾਂ ਤੋਂ ਛੁਟਕਾਰਾ ਪਾਉਣ ਵਿੱਚ ਵੀ ਮਦਦਗਾਰ ਹਨ।

ਕਦੇ ਵੀ ਜ਼ਿਆਦਾ ਨਾ ਖਾਓ

ਜੇਕਰ ਤੁਸੀਂ ਕਿਸੇ ਮਧਾਨੀ ਨੂੰ ਕੰਢੇ ਤੱਕ ਭਰ ਦਿਓ ਤਾਂ ਕੀ ਇਹ ਰਿੜਕਣ ਦੇ ਯੋਗ ਹੋਵੇਗੀ? ਨਹੀਂ। ਕਿਉਂਕਿ ਅੰਦਰ ਪਈ ਸਮੱਗਰੀ ਨੂੰ ਹਿਲਾਉਣ ਲਈ ਕੁਝ ਖਾਲੀ ਥਾਂ ਦੀ ਲੋੜ ਹੁੰਦੀ ਹੈ। ਇਸੇ ਤਰ੍ਹਾਂ ਜੇਕਰ ਤੁਸੀਂ ਆਪਣੇ ਮਿਹਦੇ ਨੂੰ ਪੂਰਾ ਭਰ ਦਿਓਗੇ ਤਾਂ ਕੀ ਇਹ ਤੁਹਾਡੇ ਭੋਜਨ ਨੂੰ ਹਜ਼ਮ ਕਰਨ ਦੇ ਯੋਗ ਹੋਵੇਗਾ? ਨਹੀਂ। ਕਿਉਂਕਿ ਇਸਨੂੰ ਭੋਜਨ ਦੇ ਨਾਲ ਪਾਚਨ ਰਸ ਨੂੰ ਛੱਡਣ ਅਤੇ ਮਿਲਾਉਣ ਲਈ ਖਾਲੀ ਥਾਂ ਦੀ ਲੋੜ ਹੁੰਦੀ ਹੈ। ਇੱਥੋਂ ਤੱਕ ਕਿ ਜੇਕਰ ਪੌਸ਼ਟਿਕ ਭੋਜਨ ਵੀ ਲੋੜ ਤੋਂ ਵੱਧ ਕਰ ਲਿਆ ਜਾਵੇ ਤਾਂ ਇਹ ਗੰਦਗੀ ਬਣ ਜਾਂਦਾ ਹੈ।

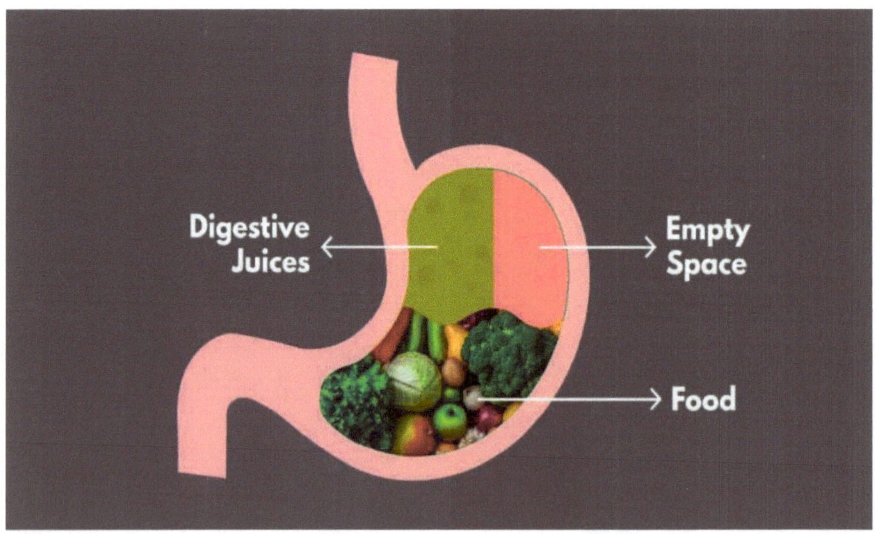

ਜ਼ਿਆਦਾ ਖਾਣ ਜਾਂ ਵਾਰ-ਵਾਰ ਖਾਣ ਨਾਲ ਸਿਹਤ ਕਮਜ਼ੋਰ ਹੁੰਦੀ ਹੈ ਅਤੇ ਜੀਵਨ ਕਾਲ ਵਿੱਚ ਕਮੀ ਹੁੰਦੀ ਹੈ। ਹਮੇਸ਼ਾਂ ਹੀ ਭੁੱਖ ਤੋਂ ਥੋੜ੍ਹਾ ਜਿਹਾ ਘੱਟ ਖਾਵੋ। ਬਹੁਤੇ ਸੱਭਿਆਚਾਰਾਂ ਵਿੱਚ ਇਹ ਨਿਯਮ ਹਨ ਜੋ ਤੁਹਾਨੂੰ ਪੇਟ ਭਰਨ ਤੋਂ ਪਹਿਲਾਂ ਖਾਣਾ ਬੰਦ ਕਰਨ ਲਈ ਕਹਿੰਦੇ ਹਨ।

50% ਕੱਚਾ ਅਤੇ 50% ਪਕੇ ਹੋਏ ਭੋਜਨ ਦਾ ਸੇਵਨ

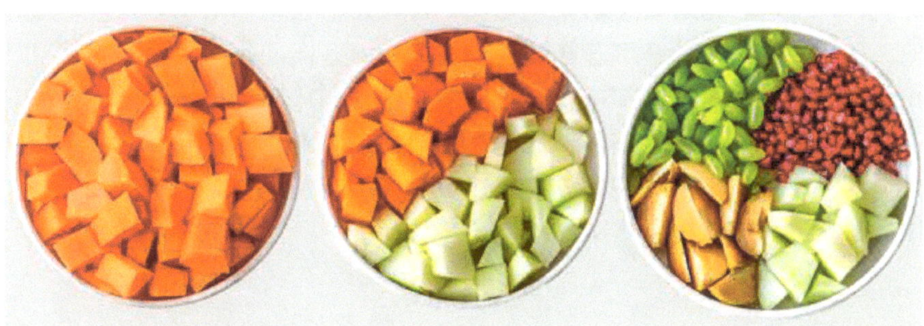

ਜੇ ਤੁਸੀਂ ਇੱਕ ਸੇਬ ਲੈਂਦੇ ਹੋ ਅਤੇ ਉਸ ਨੂੰ ਜ਼ਮੀਨ ਅੰਦਰ ਦਬਾ ਦਿੰਦੇ ਹੋ ਤਾਂ ਤੁਹਾਨੂੰ ਇੱਕ ਸੇਬ ਦਾ ਦਰੱਖਤ ਮਿਲੇਗਾ। ਪਰ ਜੇਕਰ ਤੁਸੀਂ ਉਸ ਸੇਬ ਨੂੰ ਪਕਾ ਲਓ ਤੇ ਫਿਰ ਇਸ ਨੂੰ ਜ਼ਮੀਨ ਵਿੱਚ ਬੀਜੋ ਤਾਂ ਤੁਹਾਨੂੰ ਕੁਝ ਵੀ ਨਹੀਂ ਮਿਲੇਗਾ। ਧਰਤੀ ਉੱਤੇ ਵਸਣ ਵਾਲਾ ਹਰ ਜੀਵ ਕੱਚੇ ਭੋਜਨ ਦਾ ਸੇਵਨ ਕਰਦਾ ਹੈ। ਦੁਨੀਆਂ ਭਰ ਦੀਆਂ ਕੁਝ ਸਿਹਤ ਸੰਸਥਾਵਾਂ ਵੱਲੋਂ ਲੋਕਾਂ ਨੂੰ 100% ਕੱਚੀ ਖੁਰਾਕ ਤੇ ਰੱਖਿਆ ਜਾ ਰਿਹਾ ਹੈ ਅਤੇ ਉਨ੍ਹਾਂ ਨੇ ਕੈਂਸਰ, ਟਿਊਮਰ ਅਤੇ ਟੀ.ਬੀ. ਵਰਗੀਆਂ ਘਾਤਕ ਬਿਮਾਰੀਆਂ ਦੀ ਤੀਜੀ ਸਟੇਜ ਤੋਂ ਵੀ ਠੀਕ ਕਰਨ ਵਿੱਚ ਸਫਲਤਾ ਹਾਸਿਲ ਕੀਤੀ ਹੈ। ਸ਼ੁਰੂਆਤ ਵਿੱਚ ਪੂਰੀ ਤਰ੍ਹਾਂ ਨਾਲ ਕੱਚੇ ਭੋਜਨ ਤੇ ਰਹਿਣਾ ਔਖਾ ਹੈ, ਪਰ ਇਸ ਨੂੰ ਯਕੀਨੀ ਬਣਾਓ ਕਿ ਤੁਹਾਡਾ ਭੋਜਨ ਘੱਟੋ ਘੱਟ 50% ਕੱਚਾ ਹੋਵੇ। ਇਹ ਤਾਂ ਹੀ ਸੰਭਵ ਹੋਵੇਗਾ ਜੇਕਰ ਤੁਸੀਂ ਦਿਨ ਵਿੱਚ 2 ਵਾਰ ਤੋਂ ਵੱਧ ਪੱਕਿਆ ਭੋਜਨ ਨਹੀਂ ਖਾਂਦੇ, ਇਹ ਠੀਕ ਉਸੇ ਤਰ੍ਹਾਂ ਹੈ ਜਿਸ ਤਰ੍ਹਾਂ ਅਸੀਂ ਇਸ ਕਿਤਾਬ ਵਿੱਚ ਸੁਝਾਅ ਦਿੱਤੇ ਹਨ।

ਅਨਾਜ ਦੇ ਭੋਜਨ ਤੋਂ ਬਾਅਦ ਹਮੇਸ਼ਾ ਆਰਾਮ ਕਰੋ

ਆਪਣੇ ਮਨ ਵਿੱਚ ਇੱਕ ਮੋਬਾਈਲ ਫੋਨ ਪਾਵਰ ਬੈਂਕ ਦੀ ਤਸਵੀਰ ਬਣਾਓ। ਜੇਕਰ ਤੁਸੀਂ ਉਸ ਵਿੱਚ ਇੱਕ ਫੋਨ ਚਾਰਜ ਕਰਨ ਲਈ ਲਾਉਂਦੇ ਹੋ, ਤਾਂ ਪਾਵਰ ਬੈਂਕ ਦੀ ਸਾਰੀ ਊਰਜਾ ਉਸੇ ਇੱਕ ਫੋਨ ਨੂੰ ਚਾਰਜ ਕਰਨ ਤੇ ਲੱਗ ਜਾਂਦੀ ਹੈ। ਇਹ ਫੋਨ ਜਲਦੀ ਅਤੇ ਕੁਸ਼ਲਤਾ ਨਾਲ ਚਾਰਜ ਹੋਵੇਗਾ। ਪਰ ਜੇਕਰ ਤੁਸੀਂ ਇੱਕੇ ਸਮੇਂ ਤਿੰਨ ਫੋਨ ਚਾਰਜ ਕਰਨ ਲਈ ਲਾ ਦਿਓਗੇ ਤਾਂ ਇਹ ਊਰਜਾ ਉਨ੍ਹਾਂ ਤਿੰਨਾਂ ਫੋਨਾਂ ਵਿੱਚ ਵੰਡੀ ਜਾਵੇਗੀ। ਇਹ ਤਿੰਨੇ ਫੋਨ ਹੀ ਸਹੀ ਢੰਗ ਨਾਲ ਚਾਰਜ ਨਹੀਂ ਹੋ ਸਕਣਗੇ।

ਤੁਹਾਡਾ ਸਰੀਰ ਠੀਕ ਇਸੇ ਤਰ੍ਹਾਂ ਨਾਲ ਕੰਮ ਕਰਦਾ ਹੈ। ਜਦੋਂ ਤੁਸੀਂ ਸਵੇਰੇ ਉਠਦੇ ਹੋ ਤਾਂ ਤੁਸੀਂ ਊਰਜਾ ਦੀ ਇੱਕ ਸੀਮਤ ਮਾਤਰਾ ਪ੍ਰਾਪਤ ਕਰਦੇ ਹੋ। ਤੁਸੀਂ ਆਪਣੇ ਵੱਲੋਂ ਕੀਤੀ ਜਾਣ ਵਾਲੀ ਹਰ ਕਿਰਿਆ (ਸਾਹ ਲੈਣਾ, ਗੱਲਬਾਤ, ਤੁਰਨਾ-ਫਿਰਨਾ) ਰਾਹੀਂ ਇਸ ਸੀਮਤ ਊਰਜਾ ਵਿੱਚੋਂ ਕੁਝ ਖਰਚ ਕਰ ਲੈਂਦੇ ਹੋ। ਇਸ ਵਿੱਚ ਇੱਕ ਵੱਡਾ ਖਰਚਾ, ਭੋਜਨ ਪਚਾਉਣ ਦੇ ਕੰਮ ਵਿੱਚ ਹੁੰਦਾ ਹੈ। ਇਹ ਤੁਹਾਡੇ ਸਰੀਰ ਦੀ ਊਰਜਾ ਦਾ ਲਗਭਗ 70% ਖਰਚ ਕਰ ਦਿੰਦਾ ਹੈ।

ਜਦੋਂ ਤੁਹਾਡਾ ਭੋਜਨ ਹਜ਼ਮ ਹੋ ਰਿਹਾ ਹੁੰਦਾ ਹੈ, ਉਸ ਵੇਲੇ ਜੇਕਰ ਤੁਸੀਂ ਕੋਈ ਹੋਰ ਕਿਰਿਆ ਕਰੋਗੇ ਤਾਂ ਤੁਹਾਡੇ ਸਰੀਰ ਕੋਲ ਭੋਜਨ ਨੂੰ ਹਜ਼ਮ ਕਰਨ ਲਈ ਲੋੜੀਂਦੀ ਉਰਜਾ ਨਹੀਂ ਬਚੇਗੀ। ਇਸ ਤਰ੍ਹਾਂ ਭੋਜਨ ਅਣਪਚਿਆ ਰਹਿ ਜਾਵੇਗਾ ਜੋ ਕਿ ਗੰਭੀਰ ਬਿਮਾਰੀਆਂ ਨੂੰ ਜਨਮ ਦੇਵੇਗਾ। ਅਸੀਂ ਤੁਹਾਡੇ ਦੁਪਹਿਰ ਦੇ ਅਨਾਜ ਦੇ ਭੋਜਨ ਤੋਂ ਬਾਅਦ 30-ਮਿੰਟ ਦੀ ਨੀਂਦ ਲੈਣ ਜਾਂ ਆਰਾਮ ਕਰਨ ਦੀ ਸਲਾਹ ਦਿੰਦੇ ਹਾਂ। ਭੋਜਨ ਗ੍ਰਹਿਣ ਕਰਨ ਤੋਂ ਬਾਅਦ ਹਮੇਸ਼ਾਂ ਆਪਣੇ ਖੱਬੇ ਪਾਸੇ ਸੌਂਵੋ। ਤੁਹਾਨੂੰ ਫਲ ਵਰਗੇ ਹਲਕੇ ਭੋਜਨ ਤੋਂ ਬਾਅਦ ਆਰਾਮ ਦੀ ਲੋੜ ਨਹੀਂ ਹੁੰਦੀ, ਕਿਉਂਕਿ ਇਨ੍ਹਾਂ ਨੂੰ ਪਚਣ ਲਈ ਘੱਟ ਉਰਜਾ ਦੀ ਲੋੜ ਹੁੰਦੀ ਹੈ।

ਭੁੱਖ ਲੱਗਣ ਤੇ ਖਾਵੋ

ਭੁੱਖ ਦੇ ਬਗੈਰ ਭੋਜਨ ਕਰਨਾ ਸਰੀਰ ਉੱਤੇ ਵਾਧੂ ਦਾ ਭਾਰ ਪਾਉਣਾ ਹੈ। ਇਹ ਯਕੀਨੀ ਬਣਾਉਣਾ ਚਾਹੀਦਾ ਹੈ ਕਿ ਭੋਜਨ ਦਾ ਸੇਵਨ ਕਰਨ ਤੋਂ ਪਹਿਲਾਂ ਹੇਠ ਲਿਖੀਆਂ ਕਿਰਿਆਵਾਂ ਪੂਰੀਆਂ ਹੋ ਜਾਣ: ਰਹਿੰਦ-ਖੂੰਹਦ ਦੀ ਨਿਕਾਸੀ ਤੋਂ ਬਾਅਦ ਪੇਟ ਦਾ ਖਾਲੀ ਹੋ ਜਾਣਾ, ਨਿਕਾਸੀ ਤੋਂ ਬਾਅਦ ਅੰਗਾਂ ਦੇ ਆਰਾਮ ਅਤੇ ਤੰਦਰੁਸਤੀ ਲਈ ਲੋੜੀਂਦਾ ਆਰਾਮ ਲੈ ਲੈਣਾ ਅਤੇ ਨਵੇਂ ਭੋਜਨ ਨੂੰ ਹਜ਼ਮ ਕਰਨ ਲਈ ਸਰੀਰ ਵਿੱਚ ਹਲਕਾਪਨ ਅਤੇ ਲੋੜੀਂਦੀ ਪਾਚਨ ਸ਼ਕਤੀ ਦੀ ਮੌਜੂਦਗੀ ਦਾ ਅਹਿਸਾਸ ਹੋਣਾ। ਜਿਹੜੇ ਲੋਕ ਇਨ੍ਹਾਂ ਨਿਯਮਾਂ ਦੀ ਅਣਦੇਖੀ ਕਰਦੇ ਹਨ ਅਤੇ ਪੇਟ ਖਾਲੀ ਹੋਣ ਤੋਂ ਪਹਿਲਾਂ ਭੋਜਨ ਦਾ ਸੇਵਨ ਕਰਦੇ ਹਨ, ਉਹ ਗੰਭੀਰ ਬਿਮਾਰੀਆਂ ਦਾ ਸਵਾਗਤ ਕਰ ਰਹੇ ਹਨ। ਬਹੁਤ ਸਾਰੇ ਲੋਕ ਆਪਣੇ ਸਰੀਰ ਵਿੱਚ 3-4 ਦਿਨ ਜਾਂ ਕਈ ਵਾਰ ਉਸ ਤੋਂ ਵੱਧ ਦਾ ਗੰਦਗੀ ਚੁੱਕੀ ਫਿਰਦੇ ਹਨ। ਇਸ ਤਰ੍ਹਾਂ ਕਰਕੇ ਉਹ ਗੰਭੀਰ ਬਿਮਾਰੀਆਂ ਨੂੰ ਸੱਦਾ ਦਿੰਦੇ ਹਨ। ਇਸ ਲਈ ਜਦੋਂ ਤੱਕ ਪੇਟ (ਮਨ ਨਹੀਂ) ਇਹ ਨਹੀਂ ਕਹਿੰਦਾ ਕਿ ਭੁੱਖ ਲੱਗੀ ਹੈ, ਜਾਂ ਇਹ ਹੋਰ ਭੋਜਨ ਲਈ ਤਿਆਰ ਹੈ, ਉਦੋਂ ਤੱਕ ਭੋਜਨ ਦਾ ਸੇਵਨ ਨਾ ਕਰੋ। ਇਸ ਸਲਾਹ ਦਾ ਇੱਕ ਦਾਇਰਾ ਹੈ। ਜੇਕਰ ਤੁਹਾਡਾ ਭਾਰ ਘੱਟ ਹੈ ਤਾਂ ਹੋ ਸਕਦਾ ਹੈ ਤੁਹਾਨੂੰ ਲਗਾਤਾਰ ਪੋਸ਼ਣ ਦੀ ਲੋੜ ਹੋਵੇ। ਕਿਰਪਾ ਕਰਕੇ ਸਿਆਣਪ ਨਾਲ ਫੈਸਲਾ ਕਰੋ।

ਹਮੇਸ਼ਾਂ ਆਰਾਮ ਦੀ ਅਵਸਥਾ ਵਿੱਚ ਖਾਵੋ

ਸਾਨੂੰ ਇਹ ਯਕੀਨੀ ਬਣਾਉਣਾ ਚਾਹੀਦਾ ਹੈ ਕਿ ਜਦੋਂ ਸਾਡਾ ਸਰੀਰ ਅਤੇ ਮਨ ਚਿੰਤਾ ਰਹਿਤ ਹੋਣ ਉਦੋਂ ਹੀ ਭੋਜਨ ਖਾਧਾ ਜਾਵੇ। ਜਦੋਂ ਅਸੀਂ ਪਰੇਸ਼ਾਨ, ਗੁੱਸੇ, ਜਾਂ ਜਲਦਬਾਜ਼ੀ ਵਿੱਚ ਹੁੰਦੇ ਹਾਂ ਉਸ ਵੇਲੇ ਭੋਜਨ ਦਾ ਸੇਵਨ ਨਾ ਕਰਨਾ ਹੀ ਚੰਗਾ ਹੁੰਦਾ ਹੈ। ਅਜਿਹੇ ਸਮੇਂ ਖਾਧਾ ਗਿਆ ਭੋਜਨ ਹਜ਼ਮ ਨਹੀਂ ਹੁੰਦਾ। ਕਿਉਂਕਿ ਸਾਡੀ ਬੇਸ਼ਕੀਮਤੀ ਉਰਜਾ ਉਸ ਵੇਲੇ ਮਾਨਸਿਕ ਪ੍ਰੇਸ਼ਾਨੀ ਅਤੇ ਤਣਾਅ ਨੂੰ ਸੰਭਾਲਣ ਵਿੱਚ ਖਰਚ ਹੋ ਜਾਂਦੀ ਹੈ ਅਤੇ ਪਾਚਨ ਦੀ ਸਰੀਰਿਕ ਕਿਰਿਆ ਲਈ ਲੋੜੀਂਦੀ ਉਰਜਾ ਨਹੀਂ ਬਚਦੀ। ਜਿਹੜਾ ਅਸੀਂ ਪਚਾ ਨਹੀਂ ਪਾਉਂਦੇ, ਉਹ ਅਕਸਰ ਗੰਦਗੀ, ਖਮੀਰ ਅਤੇ ਵਾਧੂ ਚਰਬੀ ਵਿੱਚ ਬਦਲ ਜਾਂਦਾ ਹੈ।

ਬਹੁਤ ਜ਼ਿਆਦਾ ਮਿਸ਼ਰਨ ਨਾ ਕਰੋ

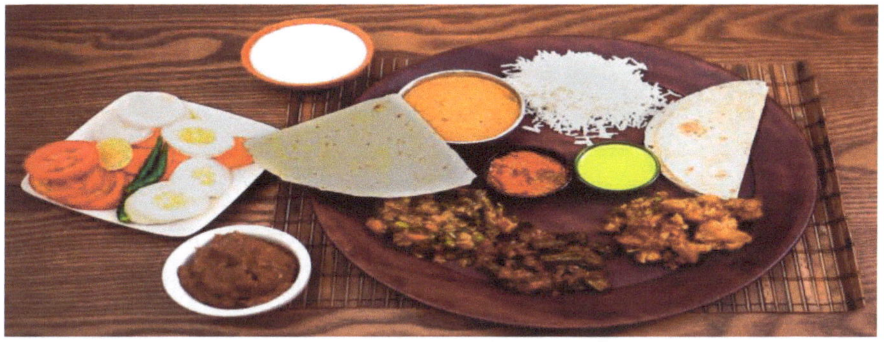

ਜਦੋਂ ਤੁਸੀਂ ਕਿਸੇ ਇੱਕ ਕਿਸਮ ਦਾ ਫਲ਼, ਸਬਜ਼ੀ ਜਾਂ ਅਨਾਜ ਖਾਂਦੇ ਹੋ, ਤਾਂ ਤੁਹਾਡਾ ਸਰੀਰ ਇਸ ਨੂੰ ਸੌਖੇ ਢੰਗ ਨਾਲ ਪਚਾ ਲੈਂਦਾ ਹੈ। ਜਦੋਂ ਫਲ਼ ਖਾਵੋ ਤਾਂ ਕੋਸ਼ਿਸ਼ ਕਰੋ ਕਿ ਇੱਕੇ ਕਿਸਮ ਦੇ ਫਲ਼ ਹੋਣ। ਉਦਾਹਰਣ ਲਈ ਖਰਬੁਜ਼ਿਆਂ ਦੇ ਨਾਲ ਤਰਬੂਜ, ਨਾਸ਼ਪਾਤੀ ਦੇ ਨਾਲ ਸੇਬ, ਰਸਬੈਰੀ ਦੇ ਨਾਲ ਸਟ੍ਰਾਬੈਰੀ, ਅਤੇ ਕਿੰਨੂ ਨਾਲ ਸੰਤਰਾ ਤੇ ਮਸੰਮੀ । ਅਨਾਜ ਖਾਂਦੇ ਸਮੇਂ ਇੱਕੇ ਭੋਜਨ ਵਿੱਚ ਦੋ ਕਿਸਮਾਂ ਦੇ ਅਨਾਜਾਂ ਨੂੰ ਨਾ ਰਲਾਵੋ। ਉਦਾਹਰਣ ਲਈ ਆਟਾ ਅਤੇ ਚੌਲ ਇਕੱਠੇ ਨਾ ਖਾਓ। ਜਾਂ ਤਾਂ ਸਬਜ਼ੀ ਨਾਲ ਚੌਲ ਖਾਓ ਜਾਂ ਸਬਜ਼ੀ ਨਾਲ ਰੋਟੀ।

ਚਬਾਓ, ਚਬਾਓ ਅਤੇ ਚਬਾਓ

ਨਿਯਮ ਇਹ ਹੈ ਕਿ ਮਨੁੱਖ ਨੂੰ ਇੰਨਾ ਚਬਾਉਣਾ ਚਾਹੀਦਾ ਹੈ ਤਾਂ ਕਿ ਭੋਜਨ ਨਿੱਕੇ-ਨਿੱਕੇ ਟੁੱਕੜਿਆਂ ਵਿੱਚ ਤਬਦੀਲ ਹੋ ਕੇ ਮੂੰਹ ਦੀ ਲਾਰ ਨਾਲ ਚੰਗੀ ਤਰ੍ਹਾਂ ਘੁਲ-ਮਿਲ ਜਾਵੇ। ਯਾਦ ਰੱਖੋ ਮੂੰਹ ਵਿੱਚ ਲਾਰ ਦਾ ਪ੍ਰਵਾਹ ਇਸ ਗੱਲ ਤੇ ਨਿਰਭਰ ਕਰਦਾ ਹੈ ਕਿ ਤੁਸੀਂ ਆਪਣੇ ਭੋਜਨ ਨੂੰ ਕਿੰਨਾ ਚਬਾਉਂਦੇ ਹੋ। ਅਰਥਾਤ ਭੋਜਨ ਨੂੰ ਜਿੰਨਾ ਵੱਧ ਚਬਾਇਆ ਜਾਵੇਗਾ, ਲਾਰ ਓਨੀ ਹੀ ਪੈਦਾ ਹੋਵੇਗੀ ਅਤੇ ਭੋਜਨ ਓਨਾ ਹੀ ਸੌਖਾ ਹਜ਼ਮ ਹੋਵੇਗਾ। ਇਸ ਦਾ ਉਲਟ ਵੀ ਸੱਚ ਹੈ। ਦੂਜੇ ਸ਼ਬਦਾਂ ਵਿੱਚ ਜਿਹੜਾ ਭੋਜਨ ਚੰਗੀ ਤਰ੍ਹਾਂ ਚਬਾਇਆ ਜਾਂਦਾ ਹੈ ਉਹ ਹੇਠਲੇ ਅੰਗਾਂ ਵੱਲੋਂ ਚੰਗੀ ਤਰ੍ਹਾਂ ਹਜ਼ਮ ਕਰ ਲਿਆ ਜਾਂਦਾ ਹੈ। ਇਸ ਨਿਯਮ ਅਨੁਸਾਰ ਜ਼ਿਆਦਾ ਸਮੇਂ ਵਿੱਚ ਘੱਟ ਖਾਧਾ ਜਾਂਦਾ ਹੈ, ਇਸ ਲਈ ਭੋਜਨ ਦਾ ਲੋੜ ਤੋਂ ਵੱਧ ਸੇਵਨ ਵੀ ਨਹੀਂ ਕੀਤਾ ਜਾ ਸਕਦਾ।

**WHAT MOST PEOPLE THINK
THE SUN IS GOOD FOR**

**WHAT SUN IS
ACTUALLY GOOD FOR**

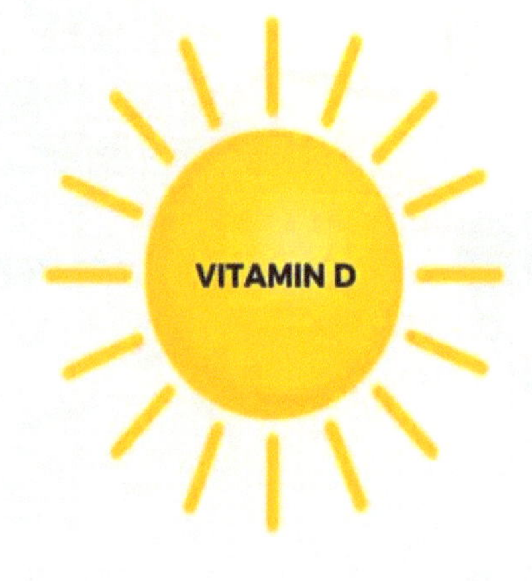

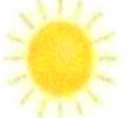

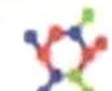

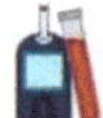

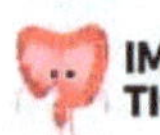

ਅਜੋਕੀ ਜੀਵਨਸ਼ੈਲੀ ਵਿੱਚ ਵਿਟਾਮਿਨ ਦੀ ਕਮੀ ਇੱਕ ਮੁੱਖ ਸਮੱਸਿਆ ਹੈ ਜੋ ਹਰ ਕਿਸੇ ਨੂੰ ਪ੍ਰੇਸ਼ਾਨ ਕਰਦੀ ਹੈ। ਵਿਟਾਮਿਨ ਇੱਕ ਬਾਓਕੈਮੀਕਲ ਪਦਾਰਥ ਹਨ ਜੋ ਸਾਡੀ ਸਿਹਤ ਲਈ ਬਹੁਤ ਅਹਿਮ ਹਨ। ਸੂਰਜ ਦੀ ਰੌਸ਼ਨੀ ਤੋਂ ਬਿਨਾਂ ਅਜੋਕੀ ਜੀਵਨਸ਼ੈਲੀ ਜਿਸ ਵਿੱਚ ਦੇਰ ਰਾਤ ਤੱਕ ਕੰਮ ਕਰਨਾ, ਆਧੁਨਿਕ ਖੇਤੀਬਾੜੀ ਤਕਨੀਕਾਂ ਰਾਹੀਂ ਉਗਾਏ ਗਏ ਪੌਸ਼ਣ-ਰਹਿਤ ਅਨਾਜਾਂ ਦਾ ਸੇਵਨ ਅਤੇ ਹੋਰ ਕਈ ਕਾਰਨ ਹਨ ਜੋ ਕਿ ਸਮੇਂ ਤੋਂ ਪਹਿਲਾਂ ਬੁਢਾਪੇ ਦਾ ਕਾਰਨ ਬਣ ਰਹੇ ਹਨ ਅਤੇ ਇਹ ਚਿੰਤਾਜਨਕ ਹੈ। ਮੌਜੂਦਾ ਮੈਡੀਕਲ ਉਦਯੋਗ ਬਨਾਉਟੀ ਵਿਟਾਮਿਨ ਸਪਲੀਮੈਂਟ ਅਤੇ ਟੀਕਿਆਂ ਦੇ ਅਸਥਾਈ ਹੱਲ ਦੀ ਸਿਫ਼ਾਰਸ਼ ਕਰਦਾ ਹੈ ਅਤੇ ਅਸਲੀ ਮੁੱਦੇ ਨੂੰ ਹੱਲ ਕਰਨ ਵਿੱਚ ਅਸਫ਼ਲ ਹੈ।

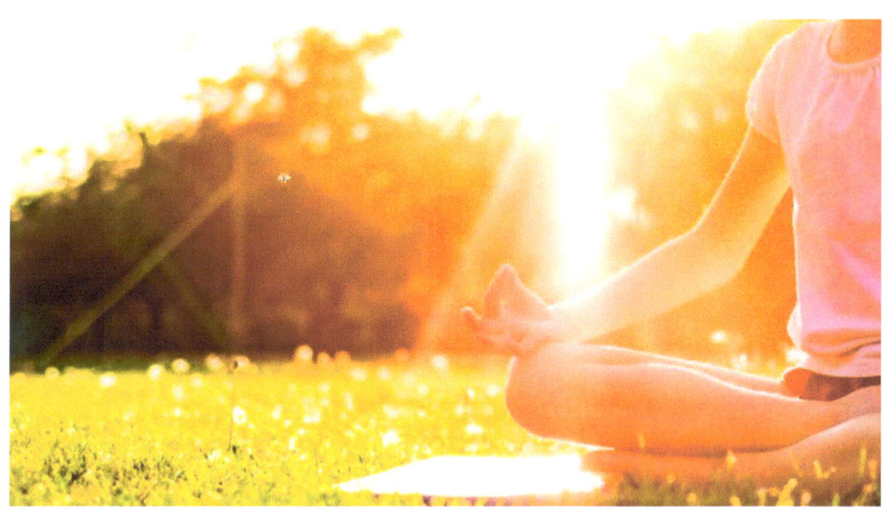

ਸਰੀਰ ਨੂੰ ਸੂਰਜ ਦੀ ਰੌਸ਼ਨੀ ਦੇ ਸਿੱਧੇ ਸੰਪਰਕ ਵਿੱਚ ਲਿਆਉਣ ਨਾਲ ਭਰਪੂਰ ਮਾਤਰਾ ਵਿੱਚ ਵਿਟਾਮਿਨ-ਡੀ ਪੈਦਾ ਹੁੰਦਾ ਹੈ। ਅੱਜਕਲ੍ਹ ਬਹੁਤ ਸਾਰੇ ਲੋਕ ਰਾਤ ਨੂੰ ਕੰਮ ਕਰ ਰਹੇ ਹਨ, ਦੇਰ ਰਾਤ ਦੀਆਂ ਪਾਰਟੀਆਂ ਵਿੱਚ ਜਾਂਦੇ ਹਨ, ਸਾਰਾ ਦਿਨ ਕੁਰਸੀ ਤੇ ਬੈਠ ਕੇ ਕੰਮ ਕਰਦੇ ਹਨ। ਇਸ ਲਈ ਜਲਦੀ ਉਠਣਾ ਅਤੇ ਚੜੁਦੇ ਸੂਰਜ ਦੀ ਰੌਸ਼ਨੀ ਵੇਖਣੀ ਇਕ ਦੁਰਲਭ ਘਟਨਾ ਬਣ ਗਈ ਹੈ। ਇਸ ਤੋਂ ਇਲਾਵਾ ਸ਼ਹਿਰਾਂ ਦੀ ਆਪਾਰਟਮੈਂਟ ਲੋਕਾਂ ਨੂੰ ਸੂਰਜ ਦੀ ਰੌਸ਼ਨੀ ਅਤੇ ਗਰਮੀ ਤੋਂ ਦੂਰ ਰੱਖ ਰਹੀ ਹੈ। ਇਹ ਸਭ ਸਾਡੇ ਸਰੀਰ ਦੀ ਪ੍ਰਤੀਰੋਧਕ ਸ਼ਕਤੀ ਵਧਾਉਣ, ਸਾਡੀ ਹੱਡੀਆਂ ਦੀ ਸਿਹਤ ਅਤੇ ਹੋਰ ਕਈ ਬਾਇਓਕੈਮੀਕਲ ਪ੍ਰਕਿਰਿਆਵਾਂ ਲਈ ਲੋੜੀਂਦੇ ਐਂਟੀਬਾਡੀਜ਼ ਦੇ ਉਤਪਾਦਨ ਵਿੱਚ ਅਸੰਤੁਲਨ ਪੈਦਾ ਕਰ ਰਿਹਾ ਹੈ। ਇਹ ਸਭ ਗੰਭੀਰ ਬਿਮਾਰੀਆਂ ਦੀ ਨੀਂਹ ਦਾ ਕਾਰਨ ਬਣ ਰਿਹਾ ਹੈ।

ਸੂਰਜ ਦੀ ਰੌਸ਼ਨੀ ਪੁਰਾਣੀਆਂ ਬਿਮਾਰੀਆਂ ਤੋਂ ਛੁੱਟਕਾਰਾ ਪਾਉਣ ਵਿੱਚ ਅਹਿਮ ਭੂਮਿਕਾ ਨਿਭਾਉਂਦੀ ਹੈ। ਸੂਰਜ ਦੀ ਰੌਸ਼ਨੀ ਦੀ ਸਮਝਦਾਰੀ ਨਾਲ ਵਰਤੋਂ ਕਿਸੇ ਵੀ ਬਿਮਾਰੀ ਦਾ ਇਲਾਜ ਕਰਨ ਦੀ ਪ੍ਰਕਿਰਿਆ ਦਾ ਹਿੱਸਾ ਹੋ ਸਕਦੀ ਹੈ। ਸੂਰਜ ਦੀਆਂ ਕਿਰਨਾਂ ਪਾਚਨ ਸ਼ਕਤੀ ਅਤੇ ਪੋਸ਼ਣ ਵਿੱਚ ਸੁਧਾਰ ਕਰਦੀਆਂ ਹਨ। ਖੂਨ ਦੇ ਸੰਚਾਰ ਨੂੰ ਸੁਚਾਰੂ ਕਰਦੀਆਂ ਹਨ ਅਤੇ ਚਮੜੀ ਰਾਹੀਂ ਗੰਦਗੀ ਨੂੰ ਬਾਹਰ ਕੱਢਣ ਦੀ ਪ੍ਰਕਿਰਿਆ ਨੂੰ ਤੇਜ਼ ਕਰਦੀਆਂ ਹਨ। ਇਹ ਚੰਗਾ ਹੋਵੇਗਾ ਜੇਕਰ ਲੋਕਾਂ ਨੂੰ ਇਹ ਸਮਝ ਆ ਜਾਵੇ ਕਿ ਵਿਟਾਮਿਨ ਡੀ ਦੀ ਕਮੀ ਨੂੰ ਦੂਰ ਕਰਨ ਦਾ ਸਭ ਤੋਂ ਸਾਧਾਰਨ ਅਤੇ ਕੁਦਰਤੀ ਉਪਾਅ ਹੈ, ਸਵੇਰ ਅਤੇ ਸ਼ਾਮ ਨੂੰ ਸੂਰਜ ਦੀਆਂ ਕਿਰਨਾਂ ਦੇ ਸੰਪਰਕ ਵਿੱਚ ਆਉਣਾ।

ਜੇਕਰ ਤੁਸੀਂ ਆਪਣੇ ਚਿਹਰੇ ਤੇ ਬਲਦਾਂ ਵਾਲੇ ਕੋਹਲੂ ਰਾਹੀਂ ਕੱਢਿਆ ਗਿਆ ਤਿਲਾਂ ਦਾ ਤੇਲ ਲਾ ਕੇ ਹਫ਼ਤੇ ਵਿੱਚ 2 ਵਾਰ ਲਗਭਗ 20 ਮਿੰਟ ਸੂਰਜ ਦੀਆਂ ਕਿਰਨਾਂ ਲੈਂਦੇ ਹੋ ਤਾਂ ਤੁਸੀਂ ਇੱਕ ਹਫ਼ਤੇ ਲਈ ਲੋੜੀਂਦਾ ਵਿਟਾਮਿਨ-ਡੀ ਪ੍ਰਾਪਤ ਕਰ ਸਕਦੇ ਹੋ।

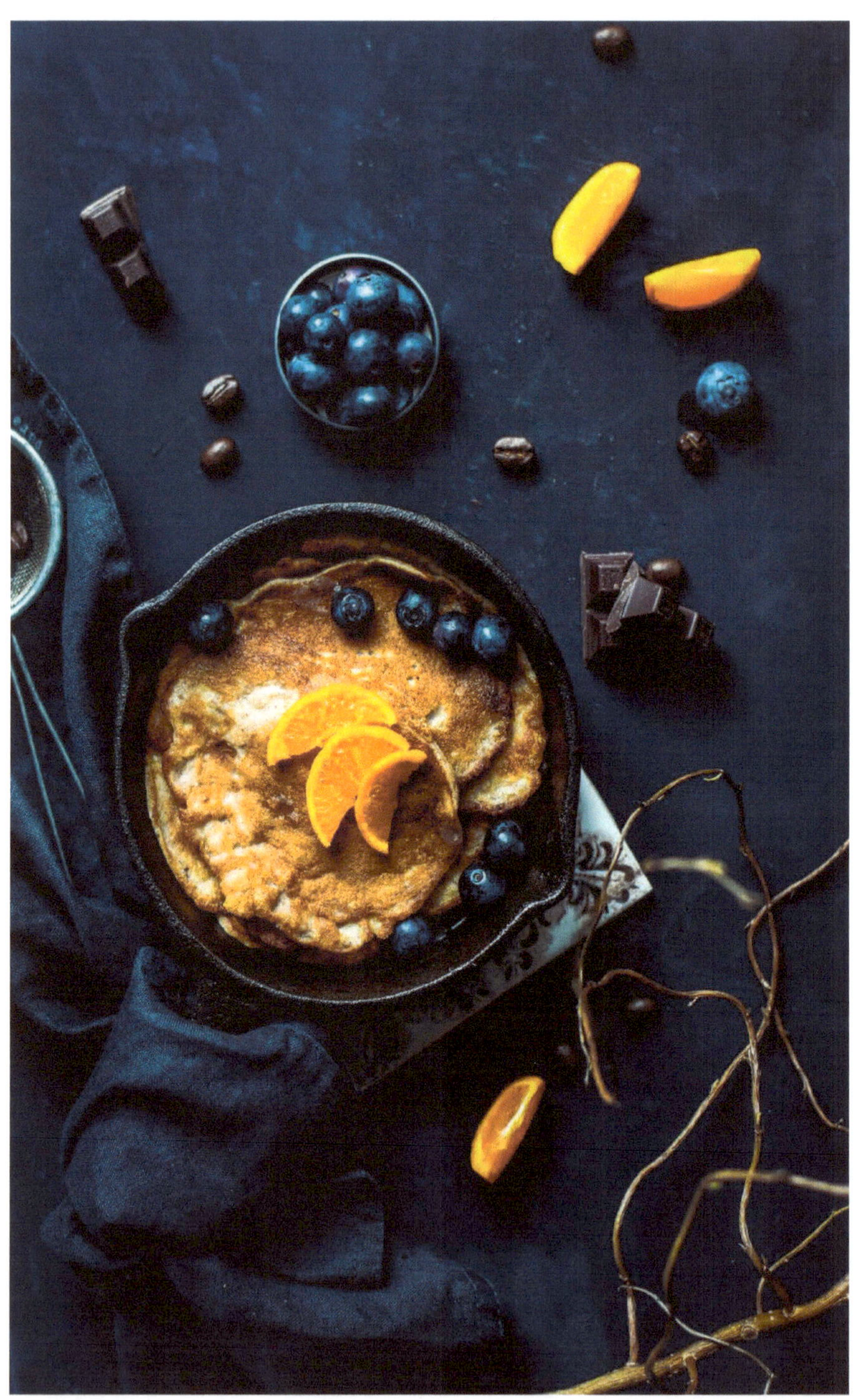

ਸਿਹਤਮੰਦ ਜੀਵਨ ਲਈ ਰਸੋਈ ਗਾਈਡ

ਹੇਠਾਂ ਪਕਵਾਨਾਂ ਦਾ ਇੱਕ ਸੰਗ੍ਰਹਿ ਹੈ, ਜੋ ਤੁਹਾਡੇ ਸਰੀਰ ਨੂੰ ਬਿਮਾਰੀਆਂ ਤੋਂ ਮੁਕਤ ਕਰਨ ਵਿੱਚ ਤੁਹਾਡੀ ਮਦਦ ਕਰੇਗਾ। ਇਸ ਵਿੱਚ ਸੂਪ, ਸਲਾਦ, ਜੂਸ ਅਤੇ ਭੋਜਨ ਨਾਲ ਸੰਬੰਧਿਤ ਵੱਖਰੇ-ਵੱਖਰੇ ਪਕਵਾਨ ਸ਼ਾਮਿਲ ਹਨ। ਇਨ੍ਹਾਂ ਪਕਵਾਨਾਂ ਵਿੱਚ ਵਰਤੀਆਂ ਜਾਨ ਵਾਲੀਆਂ ਸਾਰੀਆਂ ਸਮੱਗਰੀਆਂ ਆਪਣੇ ਕੱਚੇ ਅਤੇ ਕੁਦਰਤੀ ਰੂਪ ਵਿੱਚ ਪਾਏ ਜਾਨ ਵਾਲੇ ਸ਼ਾਕਾਹਾਰੀ ਪਦਾਰਥਾਂ ਤੇ ਆਧਾਰਿਤ ਹਨ। ਜਿਹੜੇ ਰਿਫਾਈਨਡ ਪਦਾਰਥ ਅਸੀਂ ਖਾਂਦੇ ਹਾਂ, ਉਨ੍ਹਾਂ ਵਿੱਚੋਂ ਮਸ਼ੀਨੀਕਰਨ ਰਾਹੀਂ ਕਈ ਕੀਮਤੀ ਖਣਿਜਾਂ ਨੂੰ ਕੱਢ ਦਿੱਤਾ ਜਾਂਦਾ ਹੈ। ਜਿਸ ਕਾਰਨ ਸਰੀਰ ਵਿੱਚ ਖਣਿਜਾਂ ਦੀ ਕਮੀ ਹੋ ਜਾਂਦੀ ਹੈ, ਜਿਹੜਾ ਕਿ ਰੋਗਾਂ ਦਾ ਇੱਕ ਪ੍ਰਮੁੱਖ ਕਾਰਨ ਹੈ। ਭੋਜਨ ਨੂੰ ਜਦੋਂ ਕੁਦਰਤੀ ਰੂਪ ਵਿੱਚ ਸੇਵਨ ਕੀਤਾ ਜਾਂਦਾ ਹੈ ਤਾਂ ਇਹ ਸਭ ਤੋਂ ਵਧੀਆਂ ਕੰਮ ਕਰਦਾ ਹੈ।

ਪਕਵਾਨਾਂ ਦੀ ਸੂਚੀ ਬਣਾਉਂਦੇ ਸਮੇਂ ਇਹ ਖਾਸ ਧਿਆਨ ਰੱਖਿਆ ਗਿਆ ਹੈ ਕਿ ਇਹ ਪਕਵਾਨ ਬਲੱਡ ਪ੍ਰੈਸ਼ਰ, ਗਲੂਕੋਜ਼, ਥਾਇਰਾਇਡ, ਅਤੇ ਵਾਧੂ ਕੋਲੈਸਟ੍ਰੋਲ ਨੂੰ ਸੰਤੁਲਿਤ ਕਰਨ ਵਿੱਚ ਮਦਦ ਕਰਨਗੇ। ਨਾਲ ਹੀ ਧਿਆਨ ਰੱਖਿਆ ਗਿਆ ਹੈ ਕਿ ਇਨ੍ਹਾਂ ਦਾ ਸੇਵਨ ਕਰਨ ਵਾਲੇ ਨੂੰ ਪ੍ਰੋਟੀਨ, ਕਾਰਬੋਹਾਈਡ੍ਰੇਟ, ਅਤੇ ਕੈਲਸ਼ੀਅਮ ਦੀ ਉਚਿਤ ਮਾਤਰਾ ਪ੍ਰਾਪਤ ਹੋਵੇ, ਅਤੇ ਨਾਲ ਹੀ ਵਿਟਾਮਿਨ ਅਤੇ ਖਣਿਜਾਂ ਦਾ ਇੱਕ ਸਥਿਰ ਸਰੋਤ ਵੀ ਹੋਣ। ਅਸੀਂ ਉਮੀਦ ਕਰਦੇ ਹਾਂ ਕਿ ਸਿਹਤ ਭਰੀ ਇਹ ਰੋਮਾਂਚਿਕ ਅਤੇ ਨਵੀਂ ਯਾਤਰਾ ਤੁਹਾਡੇ ਲਈ ਆਨੰਦਮਈ ਹੋਵੇਗੀ।

ਨਾਰੀਅਲ ਦਾ ਦੁੱਧ

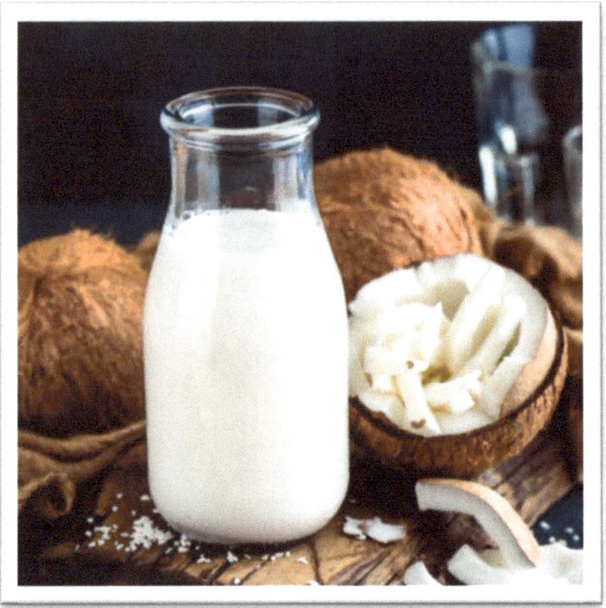

ਵਿਧੀ:

1. ਇੱਕ ਕੱਪ ਤਾਜ਼ੇ ਨਾਰੀਅਲ ਦੇ ਟੁੱਕੜੇ ਲਓ।

2. ਇਸ ਵਿੱਚ ਦੋ ਕੱਪ ਪਾਣੀ ਪਾ ਕੇ ਇਸ ਨੂੰ ਬਲੈਂਡਰ ਵਿੱਚ ਮਿਕਸ ਕਰੋ। ਇਸ ਨੂੰ ਕ੍ਰੀਮੀ ਹੋਣ ਤੱਕ ਪੀਸੋ।

3. ਹੁਣ ਇਸ ਸਾਰੇ ਮਿਸ਼ਰਣ ਨੂੰ ਕੱਪੜੇ ਨਾਲ ਢਕੇ ਹੋਏ ਇੱਕ ਕਟੋਰੇ ਉੱਤੇ ਪਾ ਦਿਓ।

4. ਹੁਣ ਇਸ ਨੂੰ ਆਪਣੇ ਹੱਥਾਂ ਨਾਲ ਨਿਚੋੜ ਲਵੋ। ਬਚੇ ਹੋਏ ਚੂਰੇ ਨੂੰ ਤੁਸੀਂ ਫੇਸ ਸਕੱਬ, ਜਾਂ ਖਾਦ ਦੇ ਤੌਰ ਤੇ ਵਰਤ ਸਕਦੇ ਹੋ।

5. ਦੁੱਧ ਨੂੰ ਤੁਰੰਤ ਵਰਤਿਆ ਜਾ ਸਕਦਾ ਹੈ ਜਾਂ ਇੱਕ ਦੋ ਦਿਨਾਂ ਤੱਕ ਫਰਿੱਜ ਵਿੱਚ ਵੀ ਸਟੋਰ ਕੀਤਾ ਜਾ ਸਕਦਾ ਹੈ।

ਬਦਾਮ ਦਾ ਦੁੱਧ

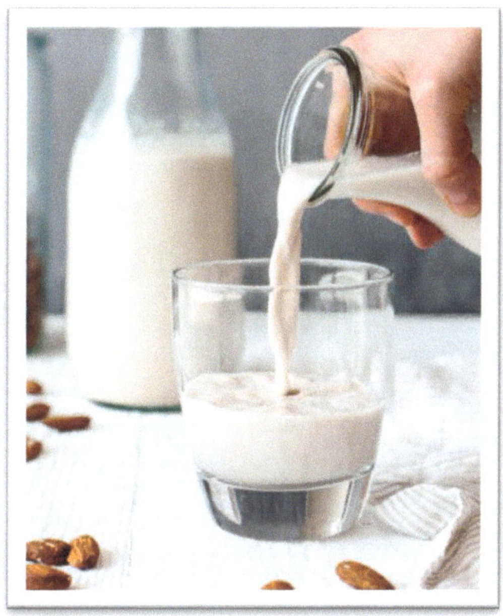

ਵਿਧੀ:

1. ਇੱਕ ਕੱਪ ਬਦਾਮਾਂ ਨੂੰ ਘੱਟੋ ਘੱਟ ਛੇ ਘੰਟੇ ਜਾਂ ਰਾਤ ਭਰ ਲਈ ਪਾਣੀ ਵਿੱਚ ਭਿਉਂ ਦਿਓ।
2. ਇੱਕ ਕੱਪ ਭਿੱਜੇ ਹੋਏ ਬਦਾਮਾਂ ਵਿੱਚ ਦੋ ਕੱਪ ਪਾਣੀ ਪਾ ਕੇ ਇਸ ਨੂੰ ਬਲੈਂਡਰ ਵਿੱਚ ਪਾਓ।
3. ਇਸ ਨੂੰ ਮੁਲਾਇਮ ਹੋਣ ਤਕ ਪੀਸੋ।
4. ਇਸ ਮਿਸ਼ਰਣ ਨੂੰ ਕੱਪੜੇ ਨਾਲ ਢਕੇ ਹੋਏ ਭਾਂਡੇ ਵਿੱਚ ਪਾ ਦਿਓ।
5. ਦੁੱਧ ਨੂੰ ਆਪਣੇ ਹੱਥਾਂ ਨਾਲ ਨਿਚੋੜ ਦਿਓ।
6. ਦੁੱਧ ਨੂੰ ਤੁਰੰਤ ਵਰਤਿਆ ਜਾ ਸਕਦਾ ਹੈ ਜਾਂ ਇੱਕ ਦੋ ਦਿਨਾਂ ਤੱਕ ਫਰਿੱਜ ਵਿੱਚ ਵੀ ਸਟੋਰ ਕਰ ਕੇ ਰੱਖਿਆ ਜਾ ਸਕਦਾ ਹੈ।

ਮੂੰਗਫਲੀ ਦਾ ਮੱਖਣ

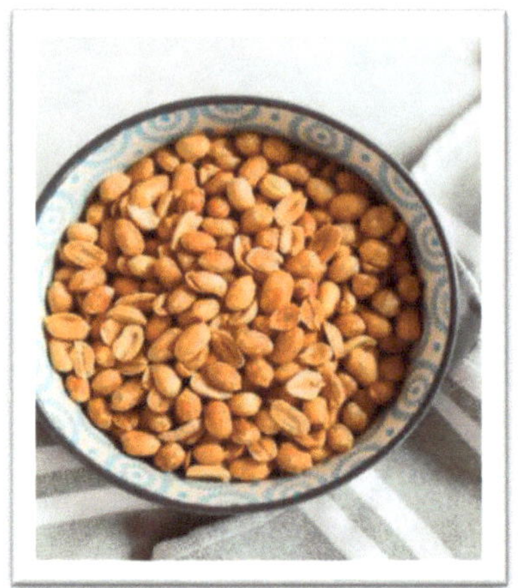 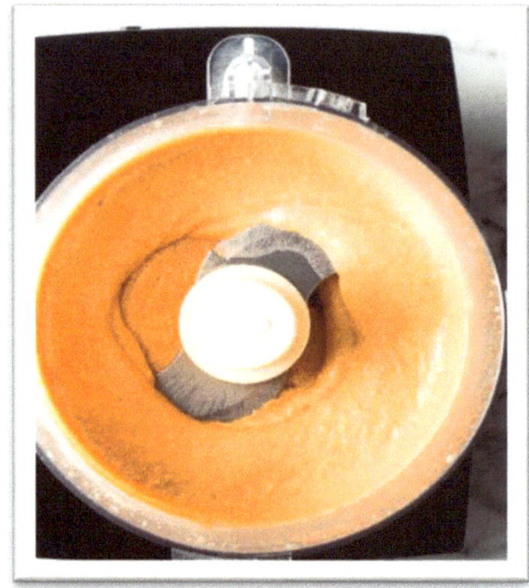

ਵਿਧੀ:

1. ਇੱਕ ਕੜਾਹੀ ਗਰਮ ਕਰੋ ਅਤੇ ਇਸ ਵਿੱਚ ਇੱਕ ਕੱਪ ਮੂੰਗਫਲੀ ਦੇ ਦਾਣੇ ਪਾਓ। ਮੂੰਗਫਲੀ ਨੂੰ 5-7 ਮਿੰਟਾਂ ਲਈ ਮੱਧਮ ਸੇਕ ਉੱਤੇ ਵਿੱਚੇ-ਵਿੱਚ ਹਿਲਾਉਂਦੇ ਹੋਏ ਭੁੰਨੋ।

2. ਮੂੰਗਫਲੀ ਦੇ ਦਾਣਿਆਂ ਨੂੰ ਇੱਕ ਬਲੈਂਡਰ ਜਾਂ ਫੂਡ ਪ੍ਰੋਸੈਸਰ ਵਿੱਚ ਪਾਓ ਅਤੇ ਇਸ ਨੂੰ 4-5 ਮਿੰਟਾਂ ਲਈ ਪੀਸ ਲਵੋ। ਤੁਹਾਨੂੰ ਮੁਲਾਇਮ ਮੱਖਣ ਪ੍ਰਾਪਤ ਹੋ ਜਾਵੇਗਾ, ਇਸ ਵਿੱਚ ਪਾਣੀ ਪਾਉਣ ਦੀ ਕੋਈ ਲੋੜ ਨਹੀਂ।
   ਨੋਟ: ਸ਼ੁਰੂਆਤ ਵਿੱਚ ਤੁਸੀਂ ਇੰਝ ਮਹਿਸੂਸ ਕਰੋਗੇ, ਕਿ ਇਸ ਦਾ ਮੱਖਣ ਨਹੀਂ ਬਣੇਗਾ। ਪਰ ਹੌਂਸਲਾ ਰੱਖੋ ਮੂੰਗਫਲੀ ਪਹਿਲਾਂ ਪਾਉਡਰ ਵਿੱਚ ਤਬਦੀਲ ਹੋਵੇਗੀ, ਫਿਰ ਇਸ ਦਾ ਮੱਖਣ ਬਣ ਜਾਵੇਗਾ।

3. ਇੱਕ ਵਾਰ ਮੱਖਣ ਬਣ ਜਾਣ ਤੇ ਇਸ ਨੂੰ ਫਰਿੱਜ ਵਿੱਚ ਸਟੋਰ ਕਰ ਲਵੋ।

ਮੇਵੇ ਅਤੇ ਫਲਾਂ ਦਾ ਨਾਸ਼ਤਾ

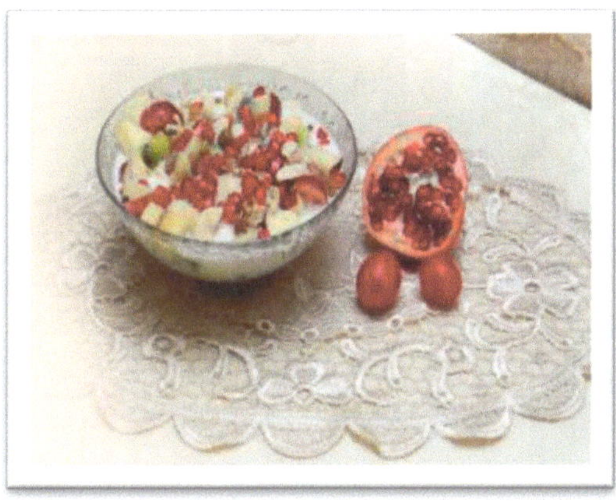

ਸਮੱਗਰੀ:

ਛਿੱਲ ਕੇ ਕੱਟਿਆ ਹੋਇਆ 1 ਸੇਬ
ਛਿੱਲ ਕੇ ਕੱਟਿਆ ਹੋਇਆ 1 ਕੇਲਾ
ਛਿੱਲ ਕੇ ਕੱਟੀ ਹੋਈ 1 ਕੀਵੀ
ਥੋੜੇ ਜਿਹੇ ਅਨਾਰ ਦੇ ਦਾਨੇ ਪਾਓ
5 ਭਿੰਜੇ ਹੋਣ ਬਦਾਮ
5 ਭਿੱਜੀ ਹੋਈ ਕਿਸ਼ਮਿਸ਼
1 ਤੋਂ 2 ਕੱਪ ਕਾਜੂ ਦਾ ਦੁੱਧ

ਵਿਧੀ:

1. ਇੱਕ ਵੱਡੇ ਭਾਂਡੇ ਵਿੱਚ ਸਾਰੇ ਫਲਾਂ, ਬਦਾਮ ਅਤੇ ਕਿਸ਼ਮਿਸ਼ ਨੂੰ ਆਪਸ ਵਿੱਚ ਰਲਾ ਲਿਓ।
2. ਉਸ ਉੱਪਰ ਤਾਜ਼ਾ ਤਿਆਰ ਕੀਤਾ ਹੋਇਆ ਕਾਜੂ ਦੁੱਧ ਪਾ ਦਿਓ।

ਨੋਟ:

ਤੁਸੀਂ ਇਸ ਦੀ ਪੌਸ਼ਕ ਗੁਣਵੱਤਾ ਵਧਾਉਣ ਲਈ ਇਸ ਵਿੱਚ ਇੱਕ ਚਮਚ ਤਿਲ ਜਾਂ ਅਲਸੀ ਦੇ ਬੀਜ ਪਾ ਸਕਦੇ ਹੋ। ਸਰਦੀਆਂ ਵਿੱਚ ਲੋੜ ਅਨੁਸਾਰ ਕਾਜੂ ਦੇ ਦੁੱਧ ਨੂੰ ਕੋਸਾ ਕਰਕੇ ਪਾਇਆ ਜਾ ਸਕਦਾ ਹੈ। ਤੁਸੀਂ ਇਸ ਵਿਅੰਜਨ ਵਿੱਚ ਆਪਣੀ ਪਸੰਦ ਦਾ ਕੋਈ ਵੀ ਫਲ ਬਦਲ ਜਾਂ ਸ਼ਾਮਲ ਕਰ ਸਕਦੇ ਹੋ।

ਸਤਰੰਗੀ ਭੋਜਨ

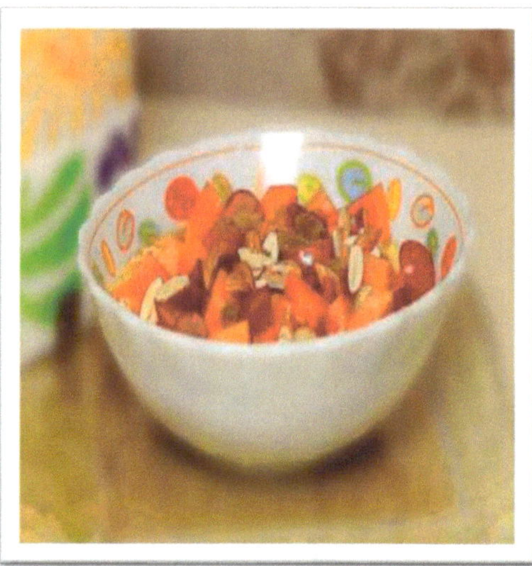

ਸਮੱਗਰੀ:

ਛਿੱਲ ਕੇ ਕੱਟਿਆ ਹੋਇਆ 1 ਸੇਬ
ਛਿੱਲ ਕੇ ਕੱਟਿਆ ਹੋਇਆ 1 ਕੇਲਾ
ਛਿੱਲ ਕੇ ਕੱਟਿਆ 1 ਕੱਪ ਪਪੀਤਾ
10 ਦਾਣੇ ਅੰਗੂਰਾਂ ਦੇ
ਬਰੀਕ ਕੱਟੇ ਹੋਏ 4 ਬਦਾਮ
ਬਰੀਕ ਕੀਤਾ ਹੋਇਆ 1 ਅਖਰੋਟ
5 ਕਿਸ਼ਮਿਸ਼ ਦੇ ਦਾਣੇ
250 ml ਸੰਤਰੇ ਦਾ ਜੂਸ

ਵਿਧੀ:

1. ਸਾਰੇ ਫਲ ਅਤੇ ਮੇਵੇ ਇੱਕ ਕਟੋਰੇ ਵਿੱਚ ਰਲਾ ਲਵੋ।
2. ਉਸ ਉੱਪਰ ਸੰਤਰੇ ਦਾ ਜੂਸ ਪਾਓ।
3. ਉੱਪਰੋਂ ਬਾਦਾਮ, ਅਖਰੋਟ ਅਤੇ ਕਿਸ਼ਮਿਸ਼ ਨਾਲ ਸਜਾਓ ਅਤੇ ਪਰੋਸ ਦਿਓ।

ਸਾਤਵਿਕ ਚਾਹ

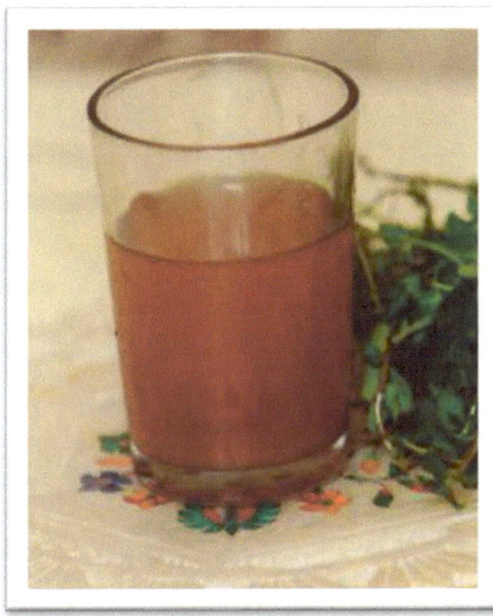

ਸਮੱਗਰੀ:

- 4 ਕੱਪ ਪਾਣੀ
- ਪੁਦੀਨੇ ਦੇ 6 ਪੱਤੇ
- ਤੁਲਸੀ ਦੇ 4 ਪੱਤੇ
- 2 ਹਰੀ ਇਲਾਇਚੀ
- 1 ਚੁੱਟਕੀ ਦਾਲਚੀਨੀ ਪਾਊਡਰ
- 5 ਗ੍ਰਾਮ ਤਾਜ਼ੀ ਅਦਰਕ
- 10 ਗ੍ਰਾਮ ਗੁੜ
- ਨਿੰਬੂ ਦਾ ਰਸ

ਵਿਧੀ:

1. 4 ਕੱਪ ਪਾਣੀ ਇੱਕ ਭਾਂਡੇ ਵਿੱਚ ਪਾਓ।
2. ਉਸ ਵਿੱਚ ਸਾਰੀ ਸਮੱਗਰੀ ਪਾ ਦਿਓ।
3. ਚਾਹ ਨੂੰ 5 ਤੋਂ 7 ਮਿੰਟਾਂ ਲਈ ਉਬਾਲੋ।
4. ਸਵਾਦ ਅਨੁਸਾਰ ਨਿੰਬੂ ਦਾ ਰਸ ਪਾ ਕੇ ਪਰੋਸ ਦਿਓ।

ਹਲਦੀ ਦਾ ਕਾੜ੍ਹਾ

ਇਹ ਜਿਗਰ ਵਿੱਚੋਂ ਗੰਦਗੀ ਨੂੰ ਕੱਢਣ ਦਾ ਇੱਕ ਸੁੰਦਰ ਤਰੀਕਾ ਹੈ। ਇਹ ਸਾਡੀ ਰੋਗ ਨਿਰੋਧਕ ਸ਼ਕਤੀ ਨੂੰ ਵਧਾਉਂਦਾ ਹੈ। ਜਿਗਰ ਦੇ ਸੈੱਲਾਂ ਦੀ ਰੱਖਿਆ ਕਰਦਾ ਹੈ। ਖੂਨ ਨੂੰ ਸਾਫ਼ ਤੇ ਸ਼ੁੱਧ ਕਰਦਾ ਹੈ। ਖੰਘ ਅਤੇ ਸਰਦੀ ਵਿੱਚ ਰਾਹਤ ਦਿੰਦਾ ਹੈ। ਚਮੜੀ ਦੀ ਬਨਾਵਟ ਵਿੱਚ ਸੁਧਾਰ ਕਰਦਾ ਹੈ। ਖੂਨ ਨੂੰ ਨਾੜੀਆਂ ਵਿੱਚ ਜੰਮਣ ਤੋਂ ਰੋਕਦਾ ਹੈ। ਸਰੀਰ ਵਿੱਚੋਂ ਸੋਜਿਸ਼ ਨੂੰ ਦੂਰ ਕਰਦਾ ਹੈ ਅਤੇ ਪਾਚਨ ਕਿਰਿਆ ਵਿੱਚ ਸੁਧਾਰ ਕਰਦਾ ਹੈ।

ਸਮੱਗਰੀ:

- 2 ਚਮਚੇ ਹਲਦੀ
- 1 ਚਮਚਾ ਸੁੰਢ
- ਅੱਧਾ ਚਮਚਾ ਦਾਲਚੀਨੀ ਪਾਉਡਰ
- 1 ਚੁੱਟਕੀ ਕਾਲੀ ਮਿਰਚ
- 2 ਚਮਚੇ ਸ਼ੁੱਧ ਸ਼ਹਿਦ
- ਅੱਧਾ ਕੱਪ ਨਾਰੀਅਲ ਦਾ ਦੁੱਧ
- ਉੱਬਲਦਾ ਹੋਇਆ ਪਾਣੀ

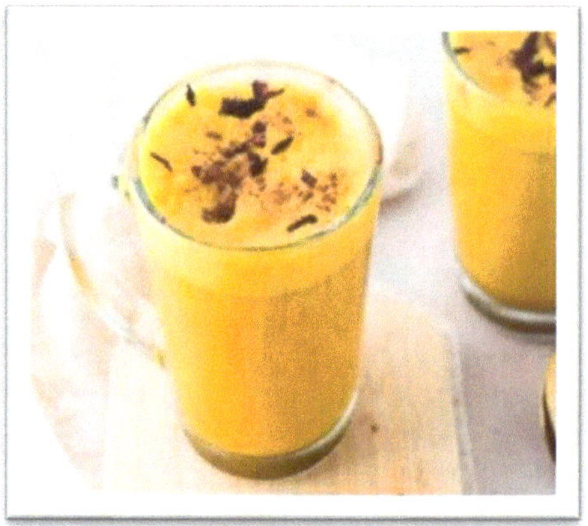

ਵਿਧੀ:

1. ਆਪਣੇ ਕੱਪ ਨੂੰ ਅੱਧ ਤੱਕ ਉੱਬਲਦੇ ਹੋਏ ਪਾਣੀ ਨਾਲ ਭਰ ਲਵੋ।
2. ਇਸ ਵਿੱਚ ਹਲਦੀ ਅਤੇ ਸੁੰਢ ਰਲਾਓ।
3. 10 ਤੋਂ 15 ਮਿੰਟਾਂ ਲਈ ਢੱਕ ਦਿਓ।
4. ਕਾਲੀ ਮਿਰਚ, ਦਾਲਚੀਨੀ ਅਤੇ ਸ਼ਹਿਦ ਰਲਾਓ।
5. ਬਾਕੀ ਬਚਿਆ ਖਾਲੀ ਕੱਪ ਨਾਰੀਅਲ ਦੇ ਦੁੱਧ ਨਾਲ ਭਰ ਲਵੋ।

ਟਮਾਟਰ ਦਾ ਸੂਪ

ਸਮੱਗਰੀ:

- 1 ਕੱਪ ਟਮਾਟਰ
- 2 ਕੱਪ ਪਾਣੀ
- 1 ਚੁੱਟਕੀ ਦਾਲਚੀਨੀ
- ਲਸਣ ਦੀਆਂ 2 ਕਲੀਆਂ
- 4-5 ਕਾਜੂ
- 1 ਚਮਚਾ ਨਿੰਬੂ ਦਾ ਰਸ
- ਕਾਲੀ ਮਿਰਚ ਪਾਉਡਰ
- ਹਰੀ ਇਲਾਇਚੀ
- ਨਮਕ ਅਤੇ ਕਾਜੂ ਦੀ ਕ੍ਰੀਮ

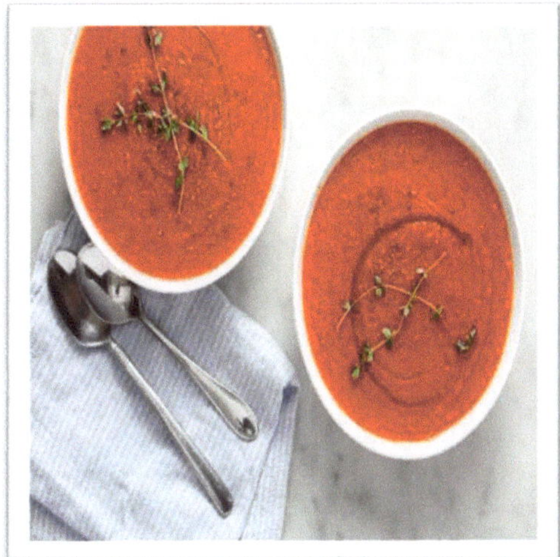

ਵਿਧੀ:

1. ਇੱਕ ਪਤੀਲੇ ਵਿੱਚ ਪਾਣੀ ਲਓ। ਉਬਾਲਾ ਆਉਣ ਤੇ ਅੱਗ ਬੁਝਾਅ ਦਿਓ।
2. ਇਸ ਵਿੱਚ ਟਮਾਟਰ, ਲਸਣ, ਅਤੇ ਕਾਜੂ ਪਾ ਕੇ 10 ਮਿੰਟਾਂ ਲਈ ਢੱਕ ਦਿਓ।
3. ਉਸ ਤੋਂ ਬਾਅਦ ਸਾਰੀ ਸਮੱਗਰੀ ਨੂੰ ਮੁਲਾਇਮ ਹੋਣ ਤੱਕ ਪੀਸ ਲਵੋ।
4. ਇਸ ਨੂੰ ਛਾਨਣੀ ਨਾਲ ਛਾਣ ਲਓ।
5. ਹੁਣ ਵਿੱਚ ਦਾਲਚੀਨੀ ਪਾਉਡਰ, ਨਮਕ, ਕਾਲੀ ਮਿਰਚ ਅਤੇ ਨਿੰਬੂ ਦਾ ਰਸ ਮਿਲਾ ਦਿਓ।
6. ਕਟੋਰੀ ਵਿੱਚ ਪਾ ਕੇ ਹਰੇ ਧਨੀਏ ਦੀਆਂ ਪੱਤੀਆਂ ਨਾਲ ਸਜਾ ਦਿਓ।
7. ਇੱਕ ਕੱਪ ਭਿੱਜੇ ਹੋਏ ਕਾਜੂ ਅਤੇ ਇੱਕ ਕੱਪ ਪਾਣੀ ਨੂੰ ਮਿਲਾ ਕੇ ਮੁਲਾਇਮ ਹੋਣ ਤੱਕ ਪੀਸ ਲਵੋ। ਇਹ ਕ੍ਰੀਮ ਸੂਪ ਦੇ ਉੱਤੇ ਸਜਾਵਟ ਦੇ ਕੰਮ ਲਈ ਵਰਤੀ ਜਾ ਸਕਦੀ ਹੈ।

(ਤੁਸੀਂ ਸੂਪ ਦੀ ਸਮੱਗਰੀ ਨੂੰ ਪੀਸਦੇ ਸਮੇਂ ਇਸ ਨੂੰ ਗਾੜ੍ਹਾ ਕਰਨ ਲਈ ਲੋੜ ਅਨੁਸਾਰ ਇੱਕ ਉੱਬਲਿਆ ਹੋਇਆ ਆਲੂ ਪਾ ਸਕਦੇ ਹੋ)

ਟ੍ਰੋਪੀਕਲ ਸਮੂਦੀ

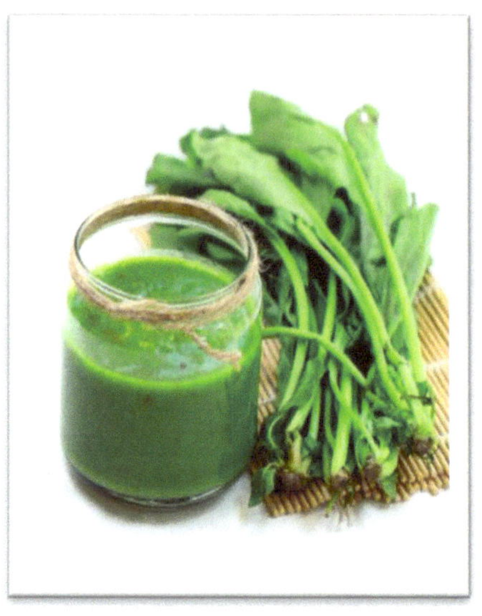

ਸਮੱਗਰੀ:

1 ਕੱਪ ਨਾਰੀਅਲ ਪਾਣੀ
1 ਕੱਪ ਕੱਟੀ ਹੋਈ ਪਾਲਕ
1 ਕੱਪ ਕੱਟਿਆ ਹੋਇਆ ਸੇਬ
1 ਕੱਪ ਅੰਬ ਦੇ ਟੁੱਕੜੇ
ਅੱਧਾ ਚਮਚ ਨਿੰਬੂ ਦਾ ਰਸ

ਵਿਧੀ:

ਸਾਰੀ ਸਮੱਗਰੀ ਨੂੰ ਬਲੈਂਡਰ ਵਿੱਚ ਪਾ ਕੇ ਮੁਲਾਇਮ ਹੋਣ ਤੱਕ ਪੀਸ ਲਵੋ। ਪਰੋਸਣ ਤੋਂ ਪਹਿਲਾਂ ਸਮੂਦੀ ਨੂੰ ਲਗਭਗ 20 ਮਿੰਟਾਂ ਲਈ ਫਰਿੱਜ ਵਿੱਚ ਰੱਖ ਕੇ ਠੰਡਾ ਕਰ ਲਵੋ।

ਕੇਲੇ ਅਤੇ ਖਜੂਰ ਦਾ ਸ਼ੇਕ

ਸਮੱਗਰੀ:

- ਡੇਢ ਕੱਪ ਨਾਰੀਅਲ ਦਾ ਦੁੱਧ
- 3 ਕੇਲੇ
- 6 ਖਜੂਰ (ਬੀਜ ਬਾਹਰ ਕੱਢੋ)
- 4 ਟੁੱਕੜੇ ਬਰਫ
- ਅੱਧਾ ਚਮਚਾ ਦਾਲਚੀਨੀ

ਵਿੱਧੀ:

ਸਾਰੀ ਸਮੱਗਰੀ ਨੂੰ ਬਲੈਂਡਰ ਵਿੱਚ ਪਾ ਕੇ ਮੁਲਾਇਮ ਹੋਣ ਤੱਕ ਪੀਸ ਲਵੋ ਅਤੇ ਪਰੋਸ ਦਿਓ।

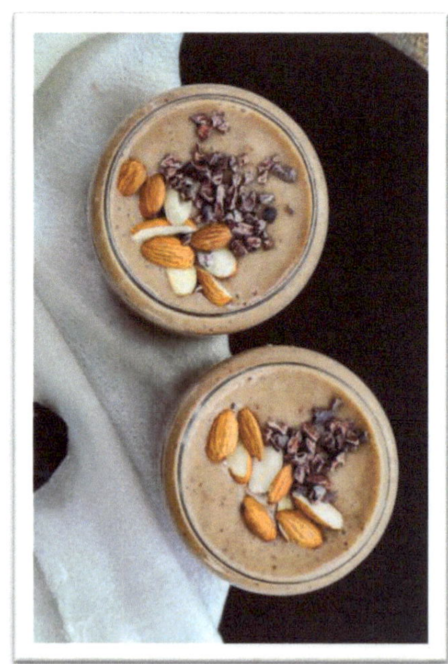

ਸਾਤਵਿਕ ਸਲਾਦ

ਸਮੱਗਰੀ:

2 ਬਰੀਕ ਕੱਟੇ ਹੋਏ ਖੀਰੇ
2 ਗਾਜਰਾਂ ਕੱਦੂਕਸ ਕੀਤੀਆਂ ਹੋਈਆਂ
2 ਟਮਾਟਰ ਬਰੀਕ ਕੱਟੇ ਹੋਏ
1 ਸ਼ਿਮਲਾ ਮਿਰਚ ਬਰੀਕ ਕੱਟੀ ਹੋਈ
1 ਕੱਪ ਧਨੀਆਂ ਬਰੀਕ ਕੱਟਿਆ ਹੋਇਆ
ਨਾਰੀਅਲ ਕੱਦੁਕਸ਼ ਕੀਤਾ ਹੋਇਆ

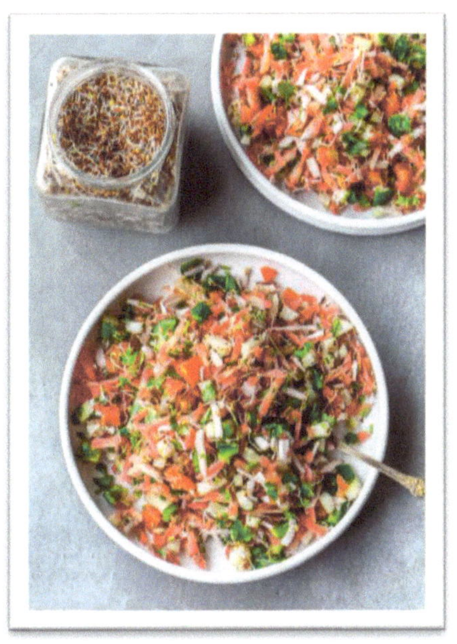

ਪੌਸ਼ਿਕ ਗੁਣਵਤਾ ਵਧਾਉਣ ਲਈ:

ਅੱਧਾ ਕੱਪ ਪੁੰਗਰੀਆਂ ਹੋਈਆਂ ਦਾਲਾਂ
ਇਸ ਸਲਾਦ ਵਿਚ ਰਲਾ ਸਕਦੇ ਹੋ।

ਆਪਣੀ ਸਲਾਦ ਵਿੱਚ ਕੈਲਸ਼ੀਅਮ ਦੀ ਮਾਤਰਾ ਵਧਾਉਣ ਲਈ ਤੁਸੀਂ ਇਸ ਵਿੱਚ ਅੱਧਾ ਚਮਚਾ ਤਿਲ ਅਤੇ 4 ਤੋਂ 5 ਭਿੱਜੇ ਅਤੇ ਬਰੀਕ ਕੱਟੇ ਹੋਏ ਬਦਾਮ ਵੀ ਪਾ ਸਕਦੇ ਹੋ।

ਵਿਧੀ:

ਸਾਰੀ ਸਮੱਗਰੀ ਨੂੰ ਇੱਕ ਵੱਡੇ ਕਟੋਰੇ ਵਿੱਚ ਚੰਗੀ ਤਰ੍ਹਾਂ ਰਲਾ ਕੇ ਪਰੋਸ ਦਿਓ।

ਸਾਤਵਿਕ ਸਬਜ਼ੀ

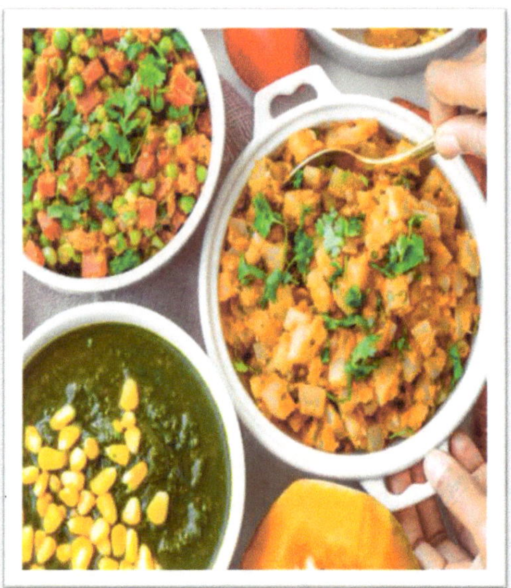

ਸਮੱਗਰੀ:

ਕੋਈ ਇੱਕ ਜਾਂ ਦੋ ਮੌਸਮੀ ਸਬਜ਼ੀਆਂ ਜਿਵੇਂ ਕਿ ਆਲੂ-ਗੋਭੀ

ਤਰੀ ਬਣਾਉਣ ਲਈ :

4 ਟਮਾਟਰ
100 ਗ੍ਰਾਮ ਨਾਰੀਅਲ
ਅੱਧਾ ਚਮਚਾ ਪਹਾੜੀ ਨਮਕ
1 ਛੋਟੀ ਹਰੀ ਮਿਰਚ
2 ਛੋਟੇ ਟੁੱਕੜੇ ਅਦਰਕ
ਜੀਰਾ ਪਾਊਡਰ

ਵਿਧੀ:

1. ਕੋਈ ਦੋ ਮੌਸਮੀ ਸਬਜ਼ੀਆਂ ਲਓ।
2. ਸਬਜ਼ੀਆਂ ਨੂੰ ਛਿੱਲ ਕੇ ਕੱਟ ਲਓ। ਇੱਕ ਪਤੀਲੇ ਵਿੱਚ ਪਾਣੀ ਪਾ ਕੇ ਉਸ ਵਿੱਚ ਸਬਜ਼ੀਆਂ ਪਾ ਦਿਓ। ਇਸ ਨੂੰ ਢੱਕ ਦਿਓ ਅਤੇ ਸਬਜ਼ੀਆਂ ਦੇ ਨਰਮ ਹੋਨ ਤੱਕ ਉੱਬਲਨ ਦਿਓ।
3. ਇਸ ਸਮੇਂ ਦੌਰਾਨ ਤਰੀ ਬਣਾਉਣ ਲਈ ਟਮਾਟਰ, ਨਾਰੀਅਲ, ਨਮਕ, ਹਰੀ ਮਿਰਚ, ਜੀਰਾ ਅਤੇ ਕੜ੍ਹੀ ਪੱਤੇ ਨੂੰ ਮੁਲਾਇਮ ਹੋਣ ਤੱਕ ਪੀਸ ਲਓ।
4. ਹੁਣ ਤਰੀ ਨੂੰ ਉੱਬਲੀਆਂ ਹੋਈਆਂ ਸਬਜ਼ੀਆਂ ਵਿੱਚ ਪਾ ਦਿਓ ਅਤੇ ਇਸ ਨੂੰ ਢੱਕ ਕੇ ਅੱਗ ਬੁਝਾ ਦਿਓ। ਇਸ ਤਰੀ ਨੂੰ ਲਗਭਗ 10 ਮਿੰਟਾਂ ਲਈ ਭਾਫ਼ ਵਿੱਚ ਪੱਕਣ ਦਿਓ।
5. ਤੁਹਾਡੀ ਸਬਜ਼ੀ ਤਿਆਰ ਹੈ। ਇਸ ਨੂੰ ਹਰੇ ਧਨੀਏ ਨਾਲ ਸਜਾ ਕੇ ਪਰੋਸੋ।

ਸਾਤਵਿਕ ਖਿਚੜੀ

ਸਮੱਗਰੀ:

- ¾ ਭਿੱਜੇ ਹੋਏ ਚੌਲ
- 6 ਕੱਪ ਪਾਣੀ
- 1 ਕੱਪ ਹਰੀ ਫਲੀਆਂ
- 1 ਕੱਪ ਕੱਦੂਕਸ ਕੀਤੀ ਗਾਜਰ
- 1 ਕੱਪ ਲੌਕੀ
- 1 ਚਮਚ ਹਲਦੀ ਪਾਊਡਰ
- 1 ਕੱਪ ਕੱਟੀ ਹੋਈ ਪਾਲਕ
- 2 ਹਰੀ ਮਿਰਚਾਂ
- 1 ਕੱਪ ਕੱਟਿਆ ਹੋਇਆ ਟਮਾਟਰ
- ½ ਕੱਪ ਕੱਟ ਕੇ ਪੀਸੀ ਹੋਈ ਨਾਰੀਅਲ ਦੀ ਗਿਰੀ
- 1 ਕੱਪ ਪਹਾੜੀ ਨਮਕ
- ½ ਕੱਪ ਹਰਾ ਧਨੀਆ
- ਹਰੀ ਚਟਨੀ

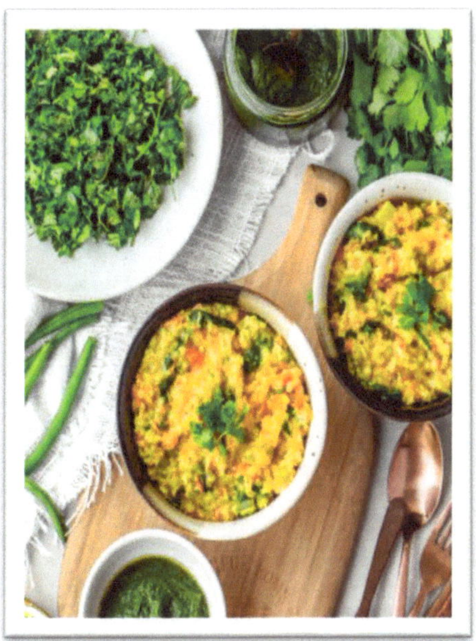

ਵਿਧੀ:

1. ਇੱਕ ਭਾਂਡੇ ਵਿੱਚ ਭਿੱਜੇ ਹੋਏ ਚਾਵਲ ਅਤੇ 6 ਕੱਪ ਪਾਣੀ ਪਾਓ। ਇਸ ਨੂੰ ਮੱਧਮ ਸੇਕ ਤੇ ਨਰਮ ਹੋਣ ਤੱਕ ਪਕਾਓ। ਚਾਵਲ ਥੱਲੇ ਨਾ ਲੱਗ ਜਾਣ, ਇਸ ਲਈ ਵਿੱਚ ਵਿੱਚ ਹਿਲਾਉਂਦੇ ਰਹੋ।
2. ਹੁਣ ਇਸ ਵਿੱਚ ਹਰੀ ਫਲੀਆਂ, ਗਾਜਰ, ਲੌਕੀ ਅਤੇ ਹਲਦੀ ਪਾਓ ਤੇ 15 ਮਿੰਟਾਂ ਤੱਕ ਹੋਰ ਪਕਾਓ। ਲੋੜ ਪੈਣ ਤੇ ਹੋਰ ਪਾਣੀ ਪਾਇਆ ਜਾ ਸਕਦਾ ਹੈ।
3. ਪਾਲਕ ਅਤੇ ਹਰੀ ਮਿਰਚਾਂ ਪਾਓ। ਚੰਗੀ ਤਰ੍ਹਾਂ ਰਲਾ ਕੇ ਹੋਰ 5 ਮਿੰਟਾਂ ਤੱਕ ਪਕਾਓ।
4. ਹੁਣ ਅੱਗ ਬੁਝਾ ਦਿਓ। ਭਾਂਡੇ ਵਿੱਚ ਟਮਾਟਰ, ਨਾਰੀਅਲ, ਅਤੇ ਨਮਕ ਪਾ ਕੇ ਇਸ ਨੂੰ 5 ਮਿੰਟਾਂ ਲਈ ਢੱਕ ਦਿਓ। ਹੁਣ ਇਸ ਨੂੰ ਹਰੇ ਧਨੀਏ ਨਾਲ ਸਜਾ ਕੇ ਹਰੀ ਚਟਨੀ ਨਾਲ ਪਰੋਸ ਦਿਓ।

ਹਰੀ ਚਟਨੀ

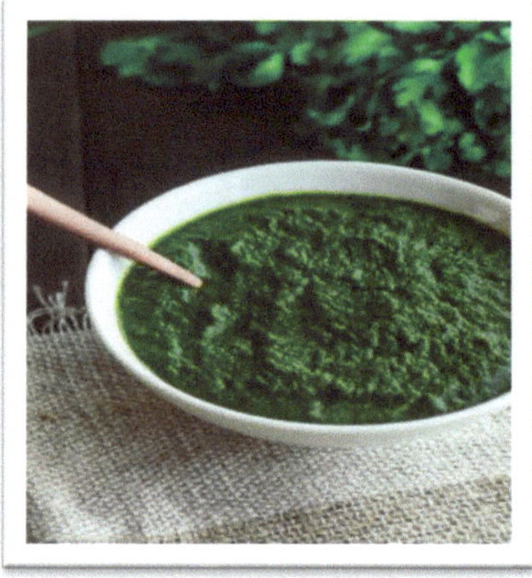

ਵਿਧੀ:

1 ਕੱਪ ਹਰਾ ਧਨੀਆ, ½ ਕੱਪ ਪੁਦੀਨੇ ਦੇ ਪੱਤੇ, ½ ਅੰਬੀ, 1 ਚਮਚਾ ਜੀਰਾ, 1 ਚਮਚਾ ਨਮਕ, 1 ਛੋਟੀ ਹਰੀ ਮਿਰਚ ਨੂੰ 1 ਬਲੈਂਡਰ ਵਿੱਚ ਪਾ ਕੇ ਪੀਸ ਲਓ ਅਤੇ ਫਰਿੱਜ ਵਿੱਚ ਰੱਖ ਦਿਓ। 2-3 ਦਿਨਾਂ ਤੱਕ ਇਸ ਦੀ ਵਰਤੋਂ ਕਰੋ।

ਨਾਰੀਅਲ ਚਟਨੀ

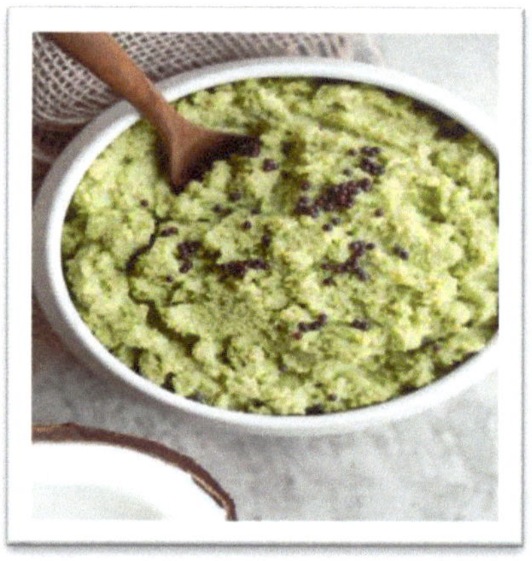

ਸਮੱਗਰੀ:

2 ਕੱਪ ਬਰੀਕ ਕੱਟੀ ਹੋਈ ਨਾਰੀਅਲ ਗਿਰੀ
¼ ਕੱਪ ਬਰੀਕ ਕੱਟਿਆ ਹੋਇਆ ਧਨੀਆ
½ ਟੁੱਕੜਾ ਅਦਰਕ ਕੱਟਿਆ ਹੋਇਆ
2 ਚਮਚੇ ਭੁੰਨੀ ਹੋਈ ਮੂੰਗਫਲੀ ਦੇ ਦਾਨੇ
2 ਚਮਚੇ ਇਮਲੀ ਦਾ ਪਾਣੀ
1 ਹਰੀ ਮਿਰਚ ਬਰੀਕ ਕੱਟੀ ਹੋਈ
1 ਚਮਚਾ ਨਮਕ ਅਤੇ 1 ਚਮਚਾ ਰਾਈ
6 ਤੋਂ 8 ਕੜੀ ਪੱਤੇ

ਵਿਧੀ: ਸਾਰੀ ਸਮੱਗਰੀ ਨੂੰ (ਕੜੀ ਪੱਤੇ ਤੇ ਰਾਈ ਤੋਂ ਬਿਨਾਂ) ਬਲੈਂਡਰ ਵਿੱਚ ਪਾ ਕੇ ਪੀਸ ਲਵੋ। ਹੁਣ ਕੜੀ ਪੱਤੇ ਅਤੇ ਰਾਈ ਨੂੰ ਸੁੱਕੇ ਭੁੰਨ ਕੇ ਚਟਨੀ ਦੇ ਉੱਤੇ ਪਾ ਦਿਓ। ਤਾਜ਼ਗੀ ਭਰਿਆ ਸਵਾਦ ਪ੍ਰਾਪਤ ਕਰਨ ਲਈ ਚਟਨੀ ਨੂੰ ਸੇਵਨ ਕਰਨ ਤੋਂ ਪਹਿਲਾਂ 20 ਤੋਂ 30 ਮਿੰਟ ਲਈ ਫਰਿੱਜ ਵਿੱਚ ਰੱਖੋ।

ਗੁਲਾਬੀ ਪਾਵਰ ਜੂਸ

ਸਮੱਗਰੀ:

- 3 ਕੱਪ ਬਰੀਕ ਕੱਟੇ ਹੋਏ ਸੇਬ
- 1 ਕੱਪ ਬਰੀਕ ਕੱਟੀ ਹੋਈ ਚੁਕੰਦਰ
- 2 ਕੱਪ ਬਰੀਕ ਕੱਟੀ ਹੋਈ ਗਾਜਰ
- 2 ਕੱਪ ਬਰੀਕ ਕੱਟੇ ਹੋਏ ਖੀਰੇ
- 3 ਟੁੱਕੜੇ ਅਦਰਕ
- 2 ਚਮਚ ਨਿੰਬੂ ਰਸ

ਵਿਧੀ:

ਸਾਰੀ ਸਮੱਗਰੀ ਦਾ ਜੂਸ ਬਣਾ ਕੇ ਉੱਪਰੋਂ ਨਿੰਬੂ ਦਾ ਰਸ ਪਾ ਕੇ ਸੇਵਨ ਕਰੋ। ਤੁਸੀਂ ਸੇਬ ਦੀ ਥਾਂ ਨਾਸ਼ਪਤੀ ਦੀ ਵਰਤੋਂ ਕਰ ਸਕਦੇ ਹੋ।

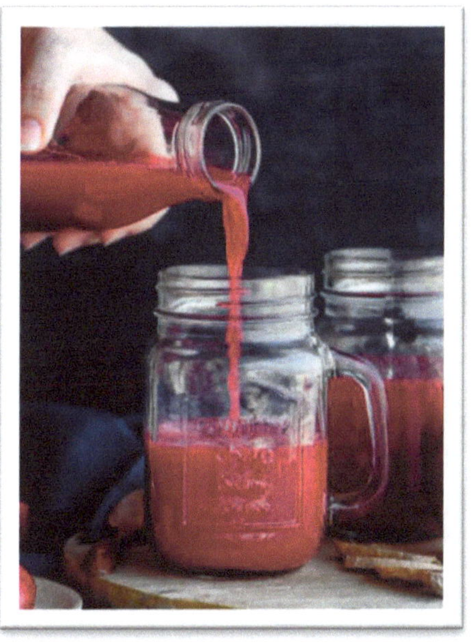

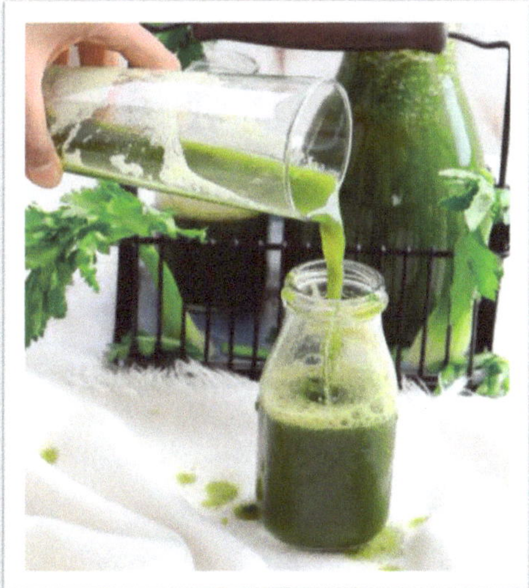

ਚਮਕਦਾਰ ਹਰਾ ਜੂਸ

ਵਿਧੀ:

2 ਕੱਪ ਖੀਰੇ, 1 ਕੱਪ ਕੱਟੀ ਹੋਈ ਪਾਲਕ, ½ ਕੱਪ ਪੁਦੀਨੇ ਦੇ ਪੱਤੇ, ਅਤੇ 2 ਕੱਪ ਬਰੀਕ ਕੱਟੇ ਹੋਏ ਸੇਬ ਦਾ ਜੂਸ ਬਣਾ ਕੇ ਉਸ ਵਿੱਚ ਨਿੰਬੂ ਦਾ ਰਸ ਪਾ ਕੇ ਸੇਵਨ ਕਰੋ।

ਮਿਲਟ (ਬਾਜਰੇ) ਦੇ ਪਕਵਾਨ

ਅੱਜ ਹਰ ਕਿਸੇ ਵਿੱਚ ਮੈਕਰੋ ਅਤੇ ਸੁਖਮ ਪੌਸ਼ਟਿਕ ਤੱਤਾਂ ਦੀ ਕਮੀ ਜਾਪਦੀ ਹੈ । ਇਸ ਦਾ ਇੱਕ ਕਾਰਨ ਅੰਤੜੀਆਂ ਵਿੱਚ ਪ੍ਰੋਬਾਇਓਟੀਕ ਬੈਕਟੀਰੀਆ ਦੀ ਚੰਗੀ ਬਸਤੀ ਦੀ ਘਾਟ ਹੋਣਾ ਹੈ। ਇਸ ਦਾ ਇੱਕ ਸਾਧਾਰਨ ਹੱਲ ਹੈ ਕਿ ਨਿਯਮਿਤ ਤੌਰ ਤੇ ਖਮੀਰ ਕੀਤੇ ਹੋਏ ਬਾਜਰੇ ਦੇ ਦਲੀਏ ਦਾ ਸੇਵਨ ਕਰੋ ਅਤੇ ਇਸ ਖਮੀਰ ਕੀਤੇ ਦਲੀਏ/ਅੰਬਲੀ ਦੀ ਵਿਧੀ ਇਸ ਤਰ੍ਹਾਂ ਹੈ। (ਜੇਕਰ ਤੁਸੀਂ ਕਿਸੇ ਗੰਭੀਰ ਬਿਮਾਰੀ ਨਾਲ ਪੀੜਤ ਹੋ ਤਾਂ 6 ਤੋਂ 9 ਹਫ਼ਤੇ ਤੱਕ ਦਿਨ ਵਿੱਚ 3 ਵਾਰ ਇਸ ਖਮੀਰ ਕੀਤੇ ਹੋਏ ਦਲੀਏ ਜਾਂ ਅੰਬਲੀ ਦਾ ਸੇਵਨ ਕਰਨ ਨਾਲ ਤੁਹਾਨੂੰ ਆਪਣੀ ਸਿਹਤ ਦਾ ਸੁਧਾਰ ਕਰਨ ਦੀ ਗਤੀ ਤੇਜ਼ ਕਰਨ ਵਿੱਚ ਮਦਦ ਮਿਲੇਗੀ।

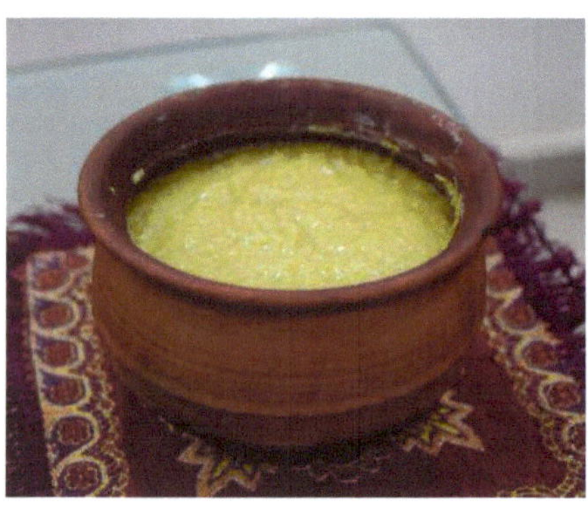

The most healing millets according to Dr. Khadar Valli (Millet specialist) are:

1. ਕੁੱਟਕੀ (Little millet)
2. ਕੋਧਰਾ (Kodo millet)
3. ਕੰਗਨੀ (Foxtail millet)
4. ਹਰੀ ਕੰਗਨੀ (Browntop millet)
5. ਸੁਆਂਕ (Barnyard millet)

ਬਾਜਰੇ ਦਾ ਦਲੀਆ (Fermented Millet Porridge/ਅੰਬਲੀ)

ਵਿਧੀ:

1. ਮਿਲਟ ਨੂੰ 6 ਤੋਂ 8 ਘੰਟੇ ਲਈ ਭਿਓੁ ਦਿਓ। ਇੱਕ ਗਲਾਸ ਮਿਲਟ ਲਈ 6 ਤੋਂ 8 ਗਲਾਸ ਪਾਣੀ ਦੀ ਵਰਤੋਂ ਕਰੋ।
2. ਇਸ ਨੂੰ ਮਿੱਟੀ ਦੇ ਭਾਂਡੇ ਵਿੱਚ ਪਾ ਕੇ ਮੱਧਮ ਸੇਕ ਤੇ 35-40 ਮਿੰਟਾਂ ਲਈ ਪਕਾਓ।
3. ਇਸ ਨੂੰ ਪਕਾਉਂਦੇ ਸਮੇਂ ਨਮਕ ਦੀ ਵਰਤੋਂ ਨਾ ਕਰੋ ਕਿਉਂਕਿ ਨਮਕ ਨਾਲ ਚੰਗੇ ਬੈਕਟੀਰੀਆ ਮਰ ਜਾਂਦੇ ਹਨ, ਜਿਸ ਨਾਲ ਖ਼ਮੀਰ ਦੀ ਪ੍ਰਕਿਰਿਆ ਸਹੀ ਨਹੀਂ ਹੁੰਦੀ)।
4. ਮਿਲਟ ਪੱਕ ਜਾਣ ਤੋਂ ਬਾਅਦ ਭਾਂਡੇ ਦਾ ਮੂੰਹ ਕਿਸੇ ਖਾਦੀ ਜਾਂ ਸੂਤੀ ਕੱਪੜੇ ਨਾਲ ਬੰਨ੍ਹ ਦਿਓ ਅਤੇ ਇਸ ਨੂੰ ਖਮੀਰ ਹੋਣ ਲਈ ਛੱਡ ਦਿਓ।
5. ਮੌਸਮ ਅਨੁਸਾਰ 12 ਤੋਂ 18 ਘੰਟੇ ਵਿੱਚ ਅੰਬਲੀ ਤਿਆਰ ਹੋਣ ਤੇ ਤੁਸੀਂ ਇਸ ਨੂੰ ਆਪਣੀ ਪਸੰਦ ਦੀ ਕਿਸੇ ਸਬਜ਼ੀ ਜਾਂ ਦਾਲ ਨਾਲ ਸੇਵਨ ਕਰ ਸਕਦੇ ਹੋ।

ਮਿਲਟ ਦੇ ਚੌਲ

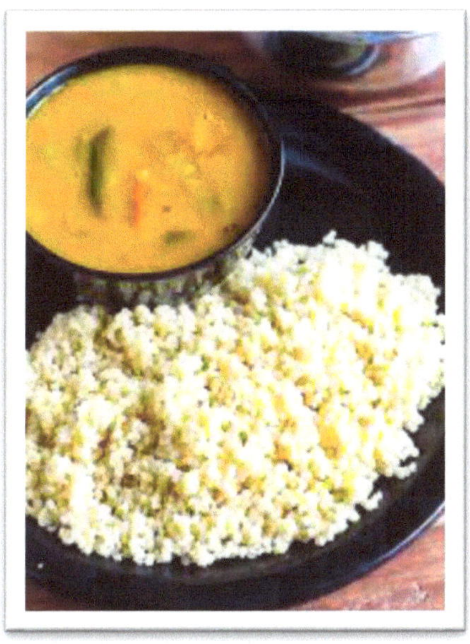

ਵਿਧੀ:

1. ਮਿਲਟ ਨੂੰ ਚੰਗੀ ਤਰ੍ਹਾਂ ਇੱਕ ਪਾਣੀ ਨਾਲ ਧੋ ਲਵੋ।

2. 6 ਤੋਂ 8 ਘੰਟੇ ਲਈ ਪਾਣੀ ਵਿੱਚ ਭਿਓੁੰ ਦੇਵੋ। (ਇੱਕ ਕੱਪ ਮਿਲਟ ਲਈ 3 ਤੋਂ 4 ਕੱਪ ਪਾਣੀ ਦੀ ਵਰਤੋਂ ਕਰੋ)।

3. ਇਸ ਨੂੰ ਮੱਧਮ ਸੇਕ ਤੇ ਚੌਲਾਂ ਵਾਂਗ ਪਕਾਵੋ।

ਨੋਟ: ਮਿਲਟ ਦਾ ਸੇਵਨ ਚੌਲਾਂ ਦੇ ਬਦਲ ਦੇ ਤੌਰ ਤੇ ਕੀਤਾ ਜਾ ਸਕਦਾ ਹੈ।

ਮਿਲਟ ਦਾ ਪੋਹਾ

ਸਮੱਗਰੀ:

- ਉਬਾਲੇ ਹੋਏ ਮਿਲਟ
- ਕੱਟੀ ਹੋਈ ਸਬਜ਼ੀ
- ਸਰੋਂ ਦੇ ਬੀਜ
- ਜੀਰਾ
- ਕੜੀ ਪੱਤਾ ਅਤੇ ਮਸਾਲੇ
- ਪਿਆਜ ਅਤੇ ਟਮਾਟਰ

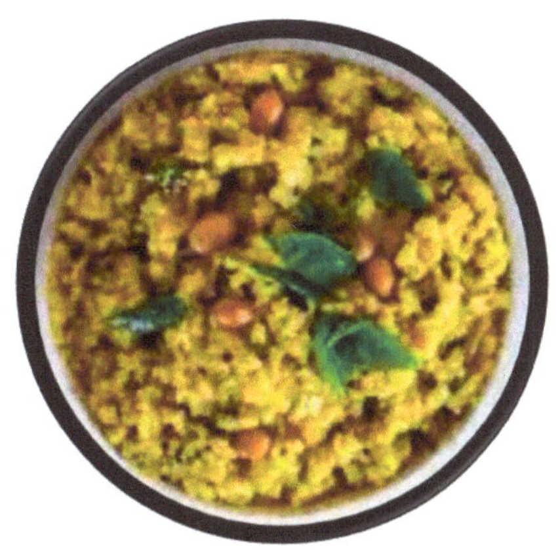

ਵਿਧੀ:

1. ਕੜਾਹੀ ਵਿੱਚ ਤੇਲ ਪਾਓ।
2. ਤੇਲ ਗਰਮ ਹੋਣ ਤੇ ਜੀਰਾ ਅਤੇ ਰਾਈ ਦੇ ਦਾਨੇ ਪਾਓ।
3. ਇਸ ਵਿੱਚ ਕੜੀ-ਪੱਤੇ ਅਤੇ ਪਿਆਜ ਪਾਓ।
4. 3 ਤੋ 5 ਮਿੰਟਾਂ ਲਈ ਭੁੰਨੋ।
5. ਟਮਾਟਰ ਅਤੇ ਮਟਰ, ਗਾਜਰ, ਬਰੋੱਕਲੀ ਆਦਿ ਸਬਜ਼ੀਆਂ ਪਾਓ।
6. 2 ਮਿੰਟ ਲਈ ਚੰਗੀ ਤਰ੍ਹਾਂ ਹਿਲਾਵੋ।
7. ਉਬਲੇ ਹੋਏ ਮਿਲਟ ਮਿਕਸ ਕਰੋ।
8. ਸਾਰੇ ਮਸਾਲੇ ਜਿਵੇਂ ਕਿ ਨਮਕ, ਕਾਲੀ ਮਿਰਚ ਆਦਿ ਰਲਾ ਲਓ।

ਮਿਲਟ ਪੁਲਾਓ

ਸਮੱਗਰੀ:

- 1 ਕੱਪ ਭਿੱਜੇ ਹੋਏ ਮਿਲਟ
- ਕੱਟੀਆਂ ਸਬਜ਼ੀਆਂ
- 1 ਪਿਆਜ
- 2 ਟਮਾਟਰ
- 3 ਕੱਪ ਪਾਣੀ

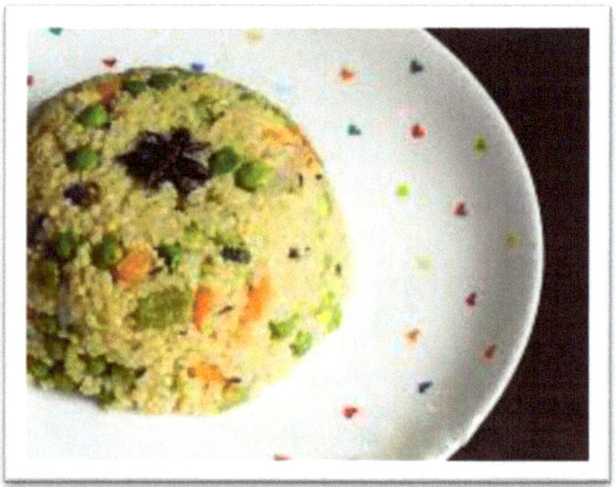

ਵਿਧੀ:

1. ਕੜਾਹੀ ਵਿੱਚ ਤੇਲ ਪਾਓ। ਤੇਲ ਗਰਮ ਹੋਣ ਤੇ ਉਸ ਵਿੱਚ 1 ਚਮਚ ਜੀਰਾ, ਤੇਜ ਪੱਤਾ, 2-3 ਕਾਲੀਆਂ ਮਿਰਚਾਂ ਅਤੇ ਇੱਕ ਲੌਂਗ ਪਾਓ।
2. ਪਿਆਜ ਪਾ ਕੇ ਇਸ ਨੂੰ ਭੂਰੇ ਹੋਣ ਤੱਕ ਭੁੰਨੋ।
3. ਟਮਾਟਰ ਅਤੇ ਸੁੱਕੇ ਮਸਾਲੇ ਰਲਾਵੋ।
4. ਭਿੱਜੇ ਹੋਏ ਮਿਲਟ ਅਤੇ ਕੱਚੀਆਂ ਹੋਈਆਂ ਸਬਜ਼ੀਆਂ ਪਾਓ।
5. 3 ਕੱਪ ਪਾਣੀ ਪਾ ਕੇ 7 ਤੋ 10 ਮਿੰਟਾਂ ਲਈ ਮੱਧਮ ਸੇਕ ਤੇ ਪਕਾਓ।

ਮਿਲਟ ਖਿਚੜੀ

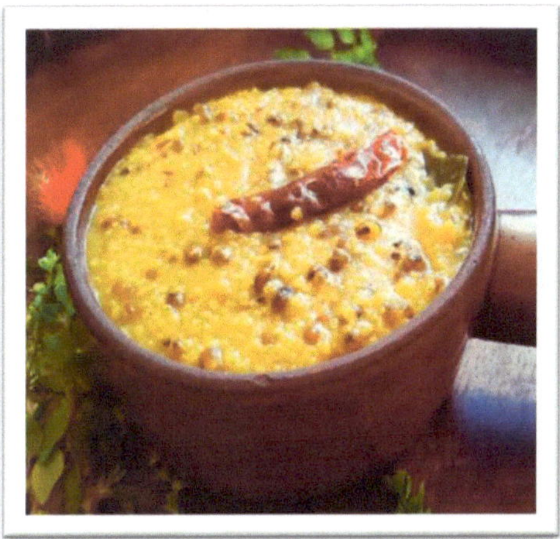

ਵਿਧੀ:

ਕੜਾਹੀ ਵਿੱਚ ਤੇਲ ਪਾਓ।1 ਚਮਚ ਜੀਰਾ ਅਤੇ ਕਾਲੀ ਮਿਰਚ ਪਾਓ। ਇਸ ਵਿੱਚ ਭਿੱਜੇ ਹੋਏ ਮਿਲਟ ਅਤੇ ਭਿੱਜੀ ਹੋਈ ਮੂੰਗੀ ਦੀ ਦਾਲ ਪਾਓ। ਨਮਕ ਅਤੇ ਸੁੱਕੇ ਮਸਾਲੇ ਪਾਓ। 4-5 ਕੱਪ ਪਾਣੀ ਪਾਓ। ਭਾਂਡੇ ਦਾ ਮੂੰਹ ਢੱਕ ਕੇ ਮੱਧਮ ਸੇਕ ਤੇ ਤਿਆਰ ਹੋਣ ਤੱਕ ਪਕਾਓ।

ਮਿਲਟ ਦੀ ਰੋਟੀ

ਵਿਧੀ:

ਕਿਸੇ ਇੱਕ ਮਿਲਟ ਦਾ ਆਟਾ ਲਓ।ਗਰਮ ਪਾਣੀ ਨਾਲ ਚੰਗੀ ਤਰ੍ਹਾਂ ਗੁੰਨ ਲਓ। ਸ਼ੁਰੂਆਤ ਵਿੱਚ ਤਵੇ ਨੂੰ ਤੇਲ ਨਾਲ ਚੋਪੜ ਲਵੋ, ਹੁਣ ਇਸ ਤੇ ਰੋਟੀ ਪਕਾਓ। ਫੁਲਕੇ ਪਕਾ ਕੇ ਦਾਲ ਜਾਂ ਸਬਜ਼ੀ ਨਾਲ ਸੇਵਨ ਕਰੋ

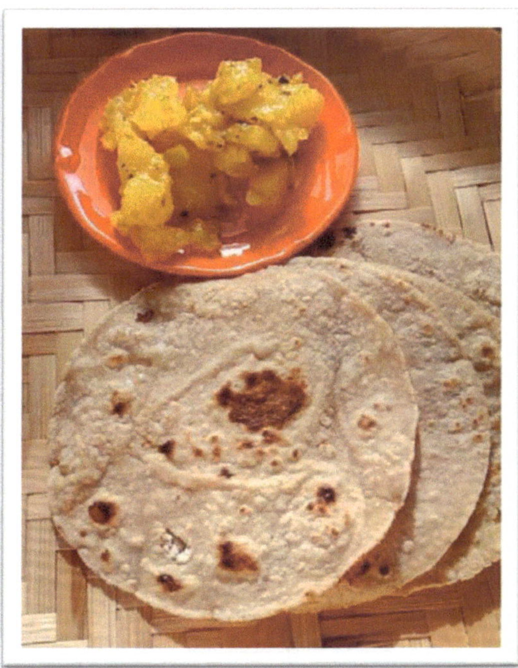

ਸਾਡੇ ਮਰੀਜ਼ਾਂ ਦੇ ਇਲਾਜ ਦੀਆਂ ਕਹਾਣੀਆਂ

(ਐਡਵਾਂਸਡ ਨਿਉਟ੍ਰੀਸ਼ਨ ਥੈਰੇਪੀ)

ਡਾਇਬੀਟੀਜ਼ ਟਾਈਪ-1

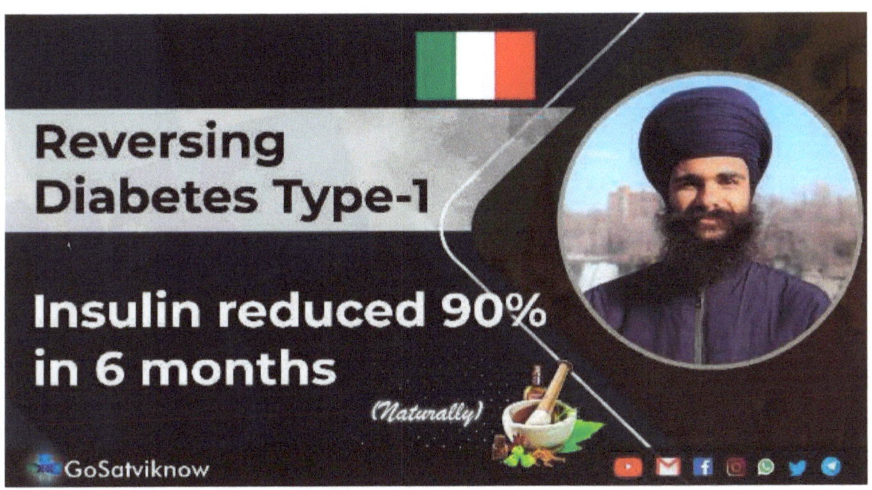

ਸਾਡੇ ਨਾਲ ਸੰਪਰਕ ਕਰਨ ਸਮੇਂ ਮਰੀਜ਼ ਦੇ ਰੋਗ ਦੀ ਸਥਿਤੀ:

ਅਮਨਦੀਪ ਕੌਰ, 19 ਸਾਲ, ਮਾਨਟੋਵਾ, ਇਟਲੀ ਨੇ 1 ਜਨਵਰੀ 2021 ਨੂੰ www.gosatvik.ca ਰਾਹੀਂ ਸਾਡੇ ਨਾਲ ਸੰਪਰਕ ਕੀਤਾ।

ਰੋਗ: ਡਾਇਬਟੀਜ਼ ਟਾਈਪ-1

ਤਕਲੀਫ਼: ਨਜ਼ਰ ਦੀ ਕਮਜ਼ੋਰੀ, ਜਿਗਰ ਦੀ ਕਮਜ਼ੋਰੀ, ਸਾਹ ਲੈਣ ਵਿੱਚ ਮੁਸ਼ਕਿਲ, ਵਾਲਾ ਦਾ ਝੜਨਾ, ਸਰੀਰਕ ਕਮਜ਼ੋਰੀ, ਭਾਰ ਦਾ ਲੋੜ ਤੋਂ ਵੱਧ ਘੱਟਣਾ, ਬਹੁਤ ਜ਼ਿਆਦਾ ਪਿਆਸ ਲੱਗਣਾ, ਵਾਰ-ਵਾਰ ਪਿਸ਼ਾਬ ਆਉਣਾ ਅਤੇ ਖਾਰਸ਼ ਹੋਣਾ।

ਚੱਲ ਰਹੀਆਂ ਦਵਾਈਆਂ: ਇਨਸੁਲੀਨ ਦੇ ਟੀਕੇ ਦਿਨ ਵਿੱਚ 4 ਵਾਰ(1 ਦਿਨ ਵਿੱਚ ਕੁੱਲ 90 ਯੂਨਿਟ) Cortisone, Azathioprine, Supplements like Diacare, Thyro Care, Essential-M, Megne Plus, Enzaid, Adek, Pain Eze, D Plus, Femin Care

ਉਸ ਦੇ ਬਲੱਡ ਸ਼ੁਗਰ ਦੀ ਰੀਡਿੰਗ ਇੰਨੀਆਂ ਦਵਾਈਆਂ ਲੈਣ ਤੋਂ ਬਾਅਦ ਵੀ ਘਟਦੀ ਵਧਦੀ ਰਹਿੰਦੀ ਤੇ ਜ਼ਿਆਦਾਤਰ 200 ਤੋਂ ਉੱਤੇ ਹੀ ਰਹਿੰਦੀ।

6 ਮਹੀਨਿਆਂ ਬਾਅਦ ਨਤੀਜੇ: ਸਾਰੀਆਂ ਐਲੋਪੈਥਿਕ ਦਵਾਈਆਂ ਤੋਂ ਛੁੱਟਕਾਰਾ। ਭਾਰ ਵਿੱਚ ਵਾਧਾ, ਊਰਜਾ ਦੇ ਪੱਧਰ ਵਿੱਚ ਵਾਧਾ, ਸ਼ੂਗਰ ਰੀਡਿੰਗ ਦਾ ਸਹੀ ਹੋਣਾ। ਇਨਸੁਲੀਨ ਦਾ ਲਗਭਗ 80% ਤੱਕ ਘਟਣਾ। (ਉਸਨੂੰ ਹੁਣ 80-90 ਯੂਨਿਟ ਰੋਜ਼ਾਨਾ ਦੀ ਥਾਂ ਤੇ ਕੇਵਲ 12-18 ਯੂਨਿਟ ਰੋਜ਼ਾਨਾ ਦੀ ਲੋੜ ਪੈਂਦੀ ਹੈ)

ਡਾਇਬੀਟੀਜ਼ ਟਾਈਪ-2

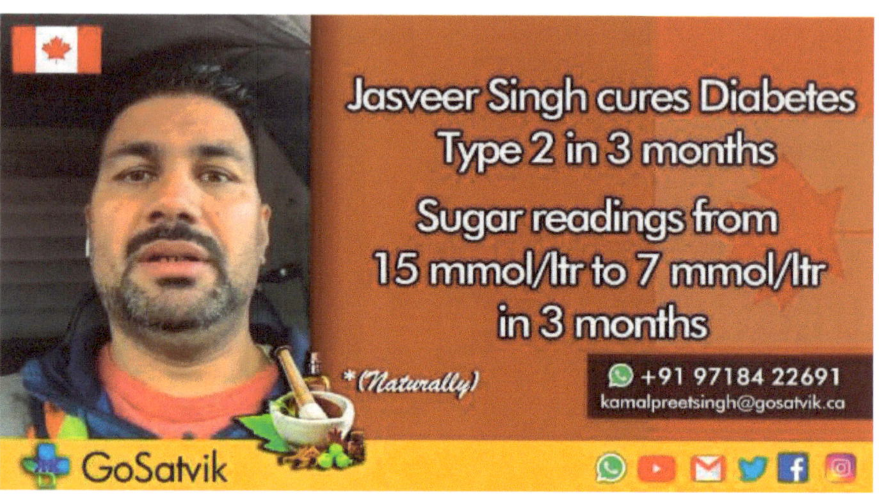

ਸਾਡੇ ਨਾਲ ਸੰਪਰਕ ਕਰਨ ਸਮੇਂ ਮਰੀਜ਼ ਦੀ ਸਥਿਤੀ:

ਜਸਵੀਰ ਸਿੰਘ, 41 ਸਾਲ, ਵੈਨਕੁਵਰ, ਕੈਨੇਡਾ 1 ਜਨਵਰੀ 2021 ਨੂੰ www.gosatvik.ca ਰਾਹੀਂ ਸਾਡੇ ਨਾਲ ਸੰਪਰਕ ਕੀਤਾ।

ਰੋਗ: ਡਾਇਬੀਟੀਜ਼ ਟਾਈਪ-2

ਤਕਲੀਫ਼: ਕਮਜ਼ੋਰੀ

ਚੱਲ ਰਹੀਆਂ ਦਵਾਈਆਂ: Metformin 4 tablets of 500 mg

ਉਸਦੀ ਖਾਲੀ ਪੇਟ ਬਲੱਡ ਸੁਗਰ ਰੀਡਿੰਗ 200 ਤੋਂ 250 mg/dl ਤੱਕ ਰਹਿੰਦੀ ਸੀ ਅਤੇ ਭੋਜਨ ਕਰਨ ਤੋਂ ਬਾਅਦ 250 ਤੋਂ 350 mg/dl ਤੱਕ ਪਹੁੰਚ ਜਾਂਦੀ ਸੀ।

4 ਮਹੀਨਿਆਂ ਬਾਅਦ ਨਤੀਜੇ: ਖਾਲੀ ਪੇਟ ਬਸੱਡ ਸੁਗਰ ਰੀਡਿੰਗ 100 ਤੋਂ 120 mg/dl ਰੋਟੀ ਖਾਣ ਤੋਂ ਬਾਅਦ 120 ਤੋਂ 140 mg/dl ਇਸ ਸਮੇਂ ਉਹ ਕੋਈ ਵੀ ਦਵਾਈ ਨਹੀਂ ਲੈ ਰਹੇ।

ਹਾਈਪਰਟੈਨਸ਼ਨ, ਵੱਧ ਕਲਸਟ੍ਰੋਲ ਅਤੇ ਡਾਇਬੀਟੀਜ਼

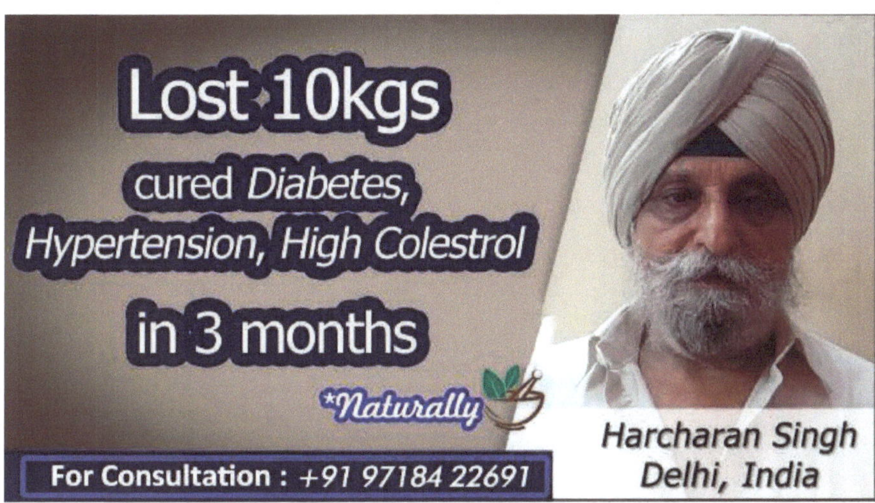

ਸਾਡੇ ਨਾਲ ਸੰਪਰਕ ਕਰਨ ਸਮੇਂ ਮਰੀਜ਼ ਦੀ ਸਥਿਤੀ:

ਹਰਚਰਨ ਸਿੰਘ ਨਵੀਂ ਦਿੱਲੀ, ਭਾਰਤ ਤੋਂ 2020 ਵਿੱਚ ਸਾਡੇ ਵਟਸਐਪ ਨੰ: +919718422691 ਰਾਹੀਂ ਸਾਡੇ ਨਾਲ ਸੰਪਰਕ ਕੀਤਾ

ਰੋਗ: ਡਾਇਬੀਟੀਜ਼ ਟਾਈਪ-2, ਹਾਈਪਰਟੈਨਸ਼ਨ, ਵੱਧ ਕੋਲੈਸਟ੍ਰੋਲ

ਤਕਲੀਫ਼: ਕਮਜ਼ੋਰੀ ਅਤੇ ਸਾਹ ਲੈਣ ਵਿੱਚ ਮੁਸ਼ਕਿਲ

ਚੱਲ ਰਹੀਆਂ ਦਵਾਈਆਂ: 10-15 ਗੋਲੀਆਂ ਰੋਜ਼ਾਨਾ

ਤਿੰਨ ਮਹੀਨਿਆਂ ਬਾਅਦ ਨਤੀਜੇ: ਲਗਭਗ 10 ਕਿਲੋ ਭਾਰ ਘੱਟ ਹੋਣਾ। ਪੌੜੀਆਂ ਚੜ੍ਹਨ ਵਿੱਚ ਸੌਖ। ਸਾਰੀਆਂ ਬਿਮਾਰੀਆਂ ਡਾਇਬੀਟੀਜ਼, ਹਾਈਪਰਟੈਨਸ਼ਨ ਅਤੇ ਵੱਧ ਕਲਸਟ੍ਰੋਲ ਤੋਂ ਨਿਰੋਗ ਹੋਣਾ ਅਤੇ ਹੁਣ ਉਹ ਕੋਈ ਦਵਾਈ ਨਹੀਂ ਲੈ ਰਹੇ।

ਚਿੰਤਾ ਅਤੇ ਤਣਾਅ

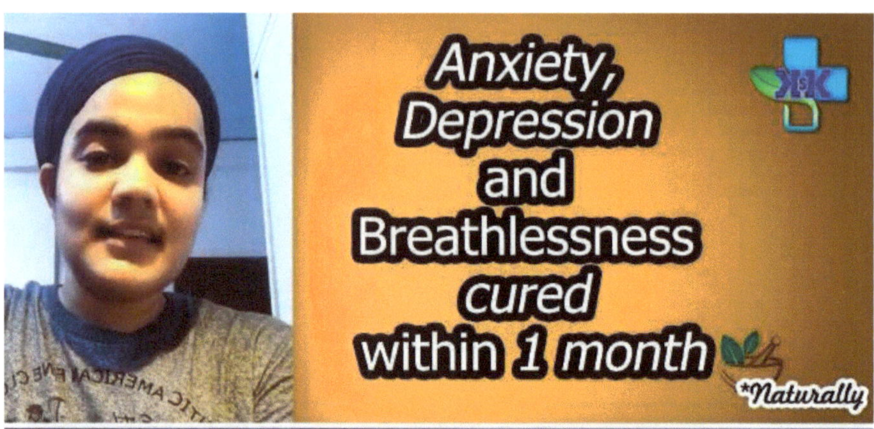

ਸਾਡੇ ਨਾਲ ਸੰਪਰਕ ਕਰਨ ਸਮੇਂ ਮਰੀਜ਼ ਦੀ ਸਥਿਤੀ:

ਜਸਕੀਰਤ ਕੌਰ, 24 ਸਾਲ, ਨਵੀਂ ਦਿੱਲੀ, ਭਾਰਤ ਤੋਂ 2020 ਵਿੱਚ ਸਾਡੇ ਵਟਸਐਪ ਨੰ:
+91 9718422691 ਰਾਹੀਂ ਸਾਡੇ ਨਾਲ ਸੰਪਰਕ ਕੀਤਾ

ਰੋਗ: ਉਦਾਸੀ ਅਤੇ ਚਿੰਤਾ

ਤਕਲੀਫ਼: ਸਾਹ ਲੈਣ ਵਿੱਚ ਮੁਸ਼ਕਿਲ ਅਤੇ ਸਾਹ ਫੁੱਲਣਾ

ਚੱਲ ਰਹੀਆਂ ਦਵਾਆਂ: Revolizer, Psychiatric pills

ਦੋ ਮਹੀਨਿਆਂ ਬਾਅਦ ਨਤੀਜੇ: ਉਰਜਾ ਦੇ ਪੱਧਰ ਵਿੱਚ ਵਾਧਾ, ਸੋਚ ਵਿੱਚ
ਸਾਕਾਰਾਤਮਿਕਤਾ, ਵਾਧੂ ਚਰਬੀ ਦਾ ਘਟਣਾ ਅਤੇ ਬਿਨਾਂ ਕਿਸੇ ਦਵਾਈ ਜਾਂ ਇਨਹੇਲਰ
ਤੋਂ ਆਰਾਮ ਨਾਲ ਸਾਹ ਲੈ ਸਕਣਾ।

ਕਬਜ਼, ਮੋਟਾਪਾ, ਸੁਪਨਦੋਸ਼

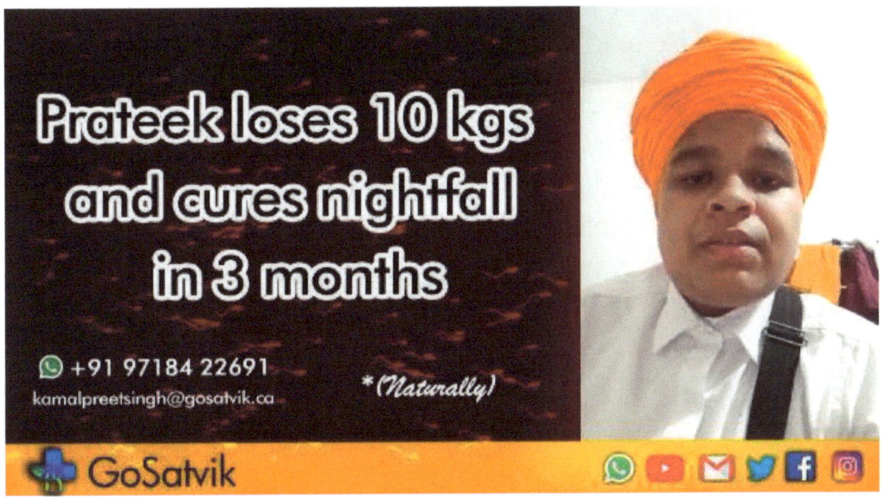

ਸਾਡੇ ਨਾਲ ਸੰਪਰਕ ਕਰਨ ਸਮੇਂ ਮਰੀਜ਼ ਦੀ ਸਥਿਤੀ:
ਪ੍ਰਤੀਕ ਸਿੰਘ, 16 ਸਾਲ, ਗੁਜਰਾਤ, ਭਾਰਤ ਤੋਂ 14 ਅਕਤੂਬਰ 2020 ਨੂੰ ਇੰਸਟਾਗ੍ਰਾਮ @gosatvik ਰਾਹੀਂ ਸਾਡੇ ਨਾਲ ਸੰਪਰਕ ਕੀਤਾ।
ਰੋਗ: ਕਬਜ਼, ਮੋਟਾਪਾ, ਸੁਪਨਦੋਸ਼ **ਤਕਲੀਫ਼:** ਭੁੱਖ ਨਾ ਲੱਗਣਾ, ਸਾਹ ਲੈਣ ਵਿੱਚ ਮੁਸ਼ਕਿਲ, ਪਿਸ਼ਾਬ ਵਿੱਚ ਮੁਸ਼ਕਿਲ ਅਨੇਕਾਂ ਦਵਾਈਆਂ ਲੈਣ ਤੋਂ ਬਾਅਦ ਵੀ ਕੋਈ ਨਤੀਜਾ ਨਹੀਂ, ਮਹੀਨੇ ਵਿੱਚ 19 ਤੋਂ 20 ਵਾਰੀ ਸੁਪਨਦੋਸ਼, ਕਬਜ਼ (ਕਈ ਵਾਰੀ 4-5 ਦਿਨਾਂ ਤੱਕ ਪੇਟ ਸਾਫ਼ ਨਾ ਹੋਣਾ) ਇਸੇ ਤਰ੍ਹਾਂ ਪਿਸ਼ਾਬ ਦੇ ਵਿੱਚ ਧਾਤ ਦਾ ਡਿੱਗਣਾ।
4 ਮਹੀਨਿਆਂ ਬਾਅਦ ਨਤੀਜੇ: ਲਗਭਗ 15 ਕਿੱਲੋ ਭਾਰ ਦਾ ਘੱਟਣਾ। ਸੁਪਨਦੋਸ਼ ਬੰਦ ਹੋਣਾ, ਪਿਸ਼ਾਬ ਸਾਫ਼ ਹੋਣਾ, ਅੰਤੜੀਆਂ ਦਾ ਸਹੀ ਕੰਮ ਕਰਨਾ ਅਤੇ ਸਾਹ ਲੈਣ ਵਿੱਚ ਸੌਖ।

THE VACCINE CRIME REPORT

The Vaccine Crime Report gives you access to the findings of credible scientific studies published in prestigious medical journals that refute the claim that vaccines are safe and effective. The information in this book is extremely important for every person especially parents who wish to make an informed decision about their child's health. The book can be purchased from Amazon or through the website https://gosatvik.ca

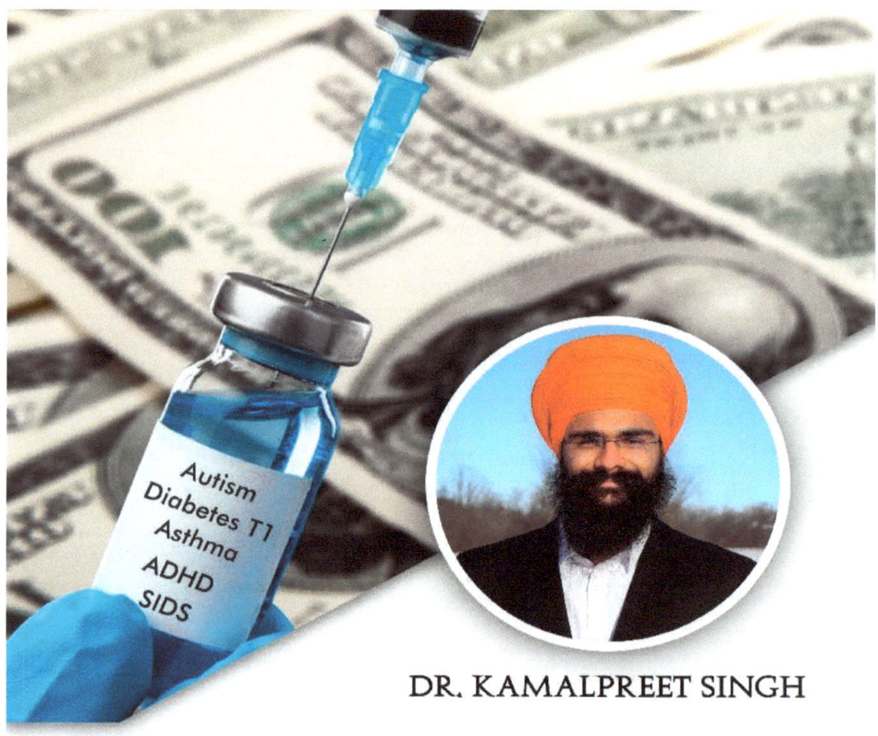

DR. KAMALPREET SINGH

THE VACCINE CRIME REPORT

THE SHOCKING TRUTH OF PARACETAMOL

The Shocking Truth of Paracetamol gives you access to the findings of credible scientific studies published in prestigious medical journals that refute the claim that paracetamol is safe and effective. The health complications associated with paracetamol are asthma, liver failure, kidney failure, debilitating chronic diseases, impaired neurodevelopment, etc. This book also serves as a guide to manage fever and flu without drugs to avoid future health issues.

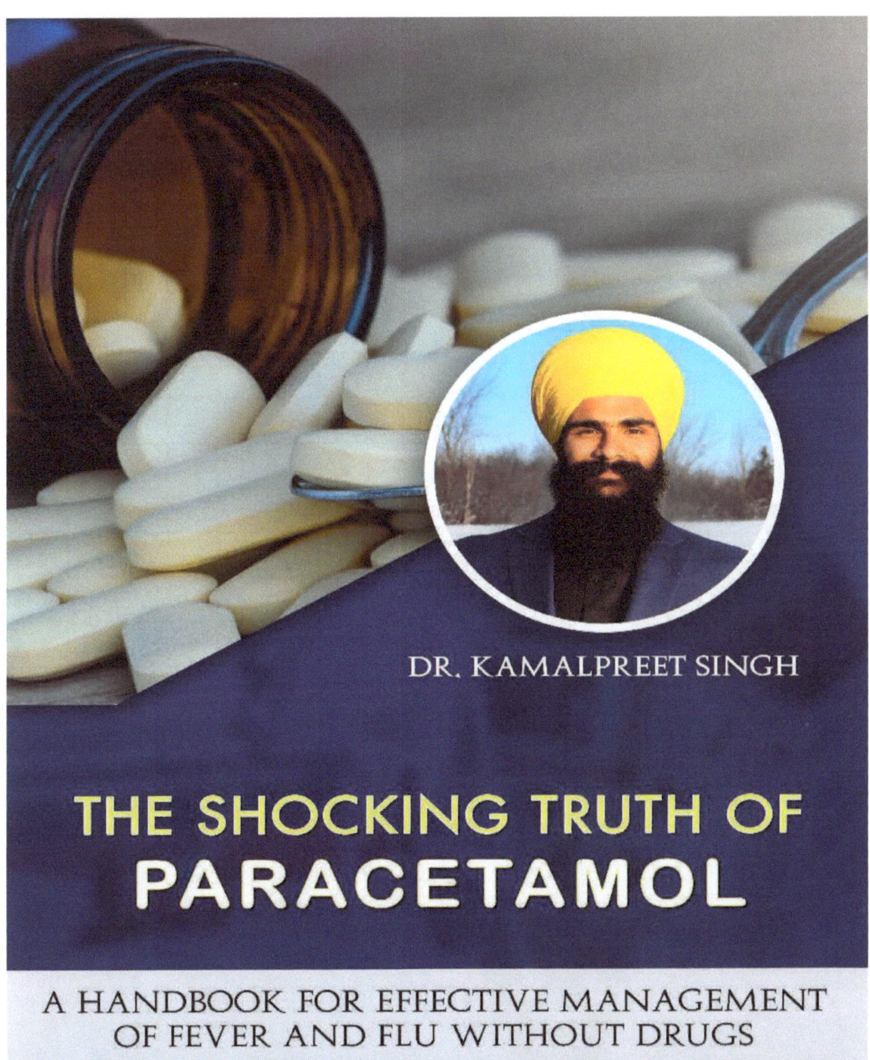